HISTOIRE

DU

CHOLÉRA ASIATIQUE,

OBSERVÉ A MARSEILLE

PENDANT LES MOIS DE JUILLET ET AOUT 1835.

HISTOIRE

DU

CHOLÉRA ASIATIQUE,

OBSERVÉ A MARSEILLE

PENDANT LES MOIS DE JUILLET ET AOUT 1835,

PAR LES VINGT ET UN MEMBRES DE LA COMMISSION LYONNAISE

MM. MONFALCON, médecin de l'Hôtel-Dieu et des prisons de Lyon, président de la Commission ; COLRAT (Adolphe), chef des travaux anatomiques, ÉLISÉE LEVRAT, docteurs en médecine ; AILLAUD, élève interne, BREZARD, CHANTELOT, COLRAT (Louis), DENIS, FEUILLANT, GELAS, GIRARDON, GRANDVOINET, LASSAIGNE, LIÈVRE, MABBOUX, MARGUERITH, MONET, REVOL (étudians en médecine); GIRARD, pharmacien, ARNAUD, GUILLON, élèves.

Arbeite und hoffe.

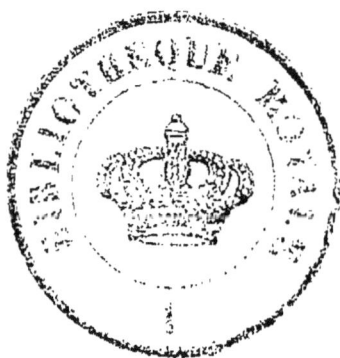

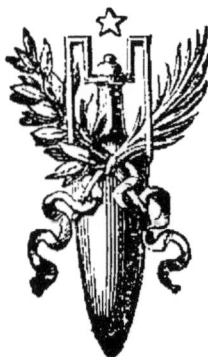

LYON,

IMPRIMERIE DE GABRIEL ROSSARY,

rue St-Dominique, 1.

—

OCTOBRE 1835.

Le choléra asiatique avait paru pour la seconde fois à Marseille, dans la même année, et s'y montrait plus intense et beaucoup plus meurtrier qu'à l'époque de sa première invasion. Il n'y avait pas assez de médecins pour le combattre; plusieurs étaient allés offrir, à Toulon, leurs services aux cholériques; d'autres se devaient tout entiers à une clientelle nombreuse; tous étaient zélés et dévoués, mais ils ne pouvaient répondre aux immenses exigences de la situation, et l'administration dut penser à pourvoir à l'insuffisance des secours publics.

Une dépêche télégraphique adressée de Marseille à M. Rivet, préfet du département du Rhône, lui demanda l'envoi immédiat, dans cette ville, d'une commission composée de

médecins, d'élèves, et de pharmaciens et élèves
en pharmacie. Il y avait urgence ; en effet, le
choléra avait atteint , dans le chef-lieu du département des Bouches-du-Rhône, son plus haut
degré d'intensité, et frappé de mort, en trois
jours (24, 25 et 26 juillet), près de quinze cents
personnes.

Lorsque cette épidémie désolait Toulon, l'un
de nous avait sollicité une mission dans cette
ville ; il fut délégué par M. Rivet pour celle de
Marseille, et chargé de s'adjoindre des collègues. A peine les élèves de l'école secondaire
de médecine connurent-ils l'appel que le préfet
des Bouches-du-Rhône faisait à leur dévoù-
ment , qu'un grand nombre vint s'offrir pour
le voyage. On ne pouvait les accepter tous ;
douze furent choisis ; deux autres firent de telles
instances auprès du préfet du Rhône. qu'ils
obtinrent l'inscription de leur nom sur la liste.
Une colonie composée de trois médecins, dix-
sept élèves et un pharmacien, partit de Lyon
le 27 juillet, et, le 29, commença son service
auprès des cholériques de Marseille.

Elle se nomma un président qui se chargea
de l'organisation et de la direction des secours,
du soin de recueillir des notes sur l'épidémie
et les documens statistiques, et du traitement
des malades réunis dans les ambulances.

Cette commission de vingt et un médecins

et élèves s'était mise, sans conditions, à la disposition des autorités de la ville de Marseille ; la durée de son service devait être celle de l'épidémie, et elle avait accepté, par l'organe de son président, la mission de pourvoir aux besoins des cholériques pauvres de la banlieue, et de toutes les communes du département des Bouches-du-Rhône : cet engagement d'honneur, elle croit l'avoir fidèlement rempli.

Appelés à combattre un fléau, non moins mystérieux dans sa nature, que terrible dans ses effets, nous n'avons rien négligé pour ajouter quelques lignes à son histoire. Au nombre de nos devoirs était celui de faire tourner au profit de la société la déplorable conjoncture qui nous réunissait à Marseille, si nous en trouvions le moyen. Grand nombre de mourans et de morts entouraient chacun de nous, et présentaient de riches matériaux à nos recherches ; mais la commission lyonnaise ne s'était nullement flattée d'expliquer le monstre, et surtout de découvrir une méthode de traitement rationnelle et certaine. Ce qu'elle avait promis c'était son temps, du zèle et un dévoûment absolu.

Depuis 1832, plus de cent quatre-vingts ouvrages ont été publiés en France, en Angleterre, en Russie et surtout en Allemagne, sur la nature et sur le traitement du choléra. Qu'on ajoute à ce nombre celui de l'immense quantité d'articles, sur le mal asiatique, qui ont paru dans les journaux de médecine de l'Europe, et on ne pourra certainement évaluer à moins de trois cents le chiffre absolu des volumes dont cette épidémie a été le sujet en moins de trois années. C'est une bibliothèque entière, à laquelle on peut donner pour devise ces mots : « luxe et indigence. »

Il serait facile, en effet, de résumer en un bien petit nombre de pages tout ce que les sciences médicales possèdent de positif sur la maladie asiatique; quelques lignes suffiraient s'il ne devait être question que du traitement. Voici comment la littérature médicale s'est appauvrie d'une si grande quantité de volumes sur le choléra : il n'est pas de médecin qui ne se soit fait un devoir de le décrire *ex professo*, après avoir vu quelques malades; pas de commission médicale qui, ayant observé l'épidémie pendant un temps plus ou moins long, ne se soit imposé la tâche d'en faire une histoire raisonnée et dogmatique, comme si rien encore n'avait été écrit sur sa nature et sur son traitement. La littérature du choléra devait fournir une preuve nouvelle à la démonstration de cette vérité, que la maladie la moins connue est, à coup sûr, celle sur laquelle on écrit le plus.

Nous ne croyons pas que notre mission nous donne le droit de publier à notre tour une

monographie du choléra. Ce que nous devons
dire, c'est ce que nous avons vu de spécial à
l'épidémie de Marseille; les seuls points sur
lesquels il nous soit permis d'insister, ce sont
ceux qui peuvent servir à une intelligence
plus parfaite de son histoire. Il y avait néan-
moins, dans l'étude du choléra asiatique, quelques sentiers peu battus à explorer: l'un, c'est
celui des recherches statistiques, pierres d'at-
tente sur lesquelles la science bâtira certainement un jour; l'autre, c'est l'étude de l'organisation des secours publics pendant l'imminence d'une épidémie de choléra. Si le temps
n'est pas venu encore d'entrer dans le premier,
qui a été si bien frayé récemment par le précieux recueil dont nous devons la publication
au ministre du commerce, nous avons pu, du
moins, pénétrer dans le second, et au récit de ce
qui s'est fait, à Marseille, pour l'administration
de ces secours, joindre notre avis sur ce qu'on
pourrait faire ailleurs, si une conjoncture semblable venait à s'y présenter.

La commission lyonnaise a trouvé appui et
bienveillance auprès du maire de Marseille,
M. Consolat, dont la belle conduite, pendant
l'épidémie, doit être proposée comme un
modèle aux administrateurs. Tous les présidens
de bureaux nous ont entourés d'égards; l'un
d'eux, M. Hyppolite Rèy, a prodigué à la colonie

des vingt et un les soins les plus empressés, et nous a suivis de ses bons procédés au-delà même du jour où nous avons quitté Marseille ; dans notre rapport, nous aurons plusieurs fois occasion de citer les services et l'admirable dévouement de cet excellent citoyen.

INTRODUCTION.

Toutes les sciences dont la santé publique est l'objet ont fait d'immenses progrès depuis un siècle, surtout dans les grandes villes. Des règlemens de police, fruits d'une expérience intelligente et de longues méditations, sont chargés d'assurer la propreté des rues; les eaux débordées sont bientôt ramenées dans leur lit, et celles qui stagnent aux alentours des lieux habités ne tardent pas à disparaître. Une administration éclairée veille sur la bonne qualité des alimens et des boissons; des commissions sanitaires toujours en permanence, guettent, s'il est permis de s'exprimer ainsi, toutes les causes d'insalubrité au moment où elles apparaissent, les signalent à l'autorité, et parviennent promptement à les détruire. Nos rues sont mieux percées, et l'air et la lumière y circulent à grands flots; nos maisons sont construites avec plus de goût et de soin, et, jusqu'à celles de l'ouvrier laissent peu à désirer, sous le rapport de la commodité, et des conditions nécessaires au maintien de la santé. C'est une science positive, une belle et riche science que celle qu'on nomme hygiène publique; la société, qui en est si fière, ne devait-elle donc pas espérer d'être exempte enfin, et pour toujours, de ces épidémies meurtrières, dont les annales de nos principales cités rap-

pellent si vivement la mémoire? Oui, sans doute, l'Europe
savait que le choléra sévissait avec violence dans les
contrées brûlantes de l'Inde. Elle n'ignorait pas la peste
du Caire et de Constantinople, et les ravages de la fièvre
jaune sur le littoral des deux Amériques; mais elle se
rassurait, en se demandant ce qu'il y avait de commun
entre son ciel tempéré et celui de la Vera-Crux, d'Alex-
andrie et de Calcutta. Son climat, ses lois de police,
ses savans, son code sanitaire, ses lazarets ne la proté-
geaient-ils pas contre l'invasion de ces fléaux, qui
désolent des contrées barbares, où l'on voit l'action d'un
soleil de feu, sur des amas de matières organiques, en
putréfaction dans des eaux stagnantes, infecter l'air
d'effluves empoisonnés? Vanité des connaissances humaines! la savante Europe n'a pas su mieux se garantir du
choléra que l'Inde ignorante. Elle lui a vainement opposé
ses cordons sanitaires si rigoureux, ses règlemens de
police si parfaits, ses conseils de salubrité si éclairés;
le choléra est venu camper au milieu de ses villes les
plus belles, non moins terrible que sur les rives du Gange.
Il remplissait son atmosphère de miasmes délétères,
et tout l'art si perfectionné de la chimie n'a pu l'y saisir.
Soumis sur cent points divers aux investigations les plus
actives, il s'est joué et des observateurs qui essayaient
de découvrir le mystère de sa nature, et des médecins,
dont la science déconcertée s'efforçait de lui assigner une
cause, un mode de propagation et une méthode de traitement. Le choléra est une énigme dont nous n'avons
pas trouvé le mot, et l'Europe n'a pas mieux réussi, en
dépit de l'hygiène publique, à garantir les populations
des atteintes de ce fléau; sous ce rapport, il faut
l'avouer, nous ne sommes point en progrès.

Le choléra asiatique s'est montré deux fois, à Marseille, dans la même année. La première invasion eut lieu au moment où les habitans de cette ville devaient le moins s'y attendre ; c'est le 7 décembre 1834 que le premier cas fut signalé. Quelques autres se déclarèrent le lendemain, mais l'épidémie avait peu d'intensité, montrait beaucoup d'analogie avec le choléra indigène, et faisait très-peu de victimes. Elle prit plus de gravité au mois de janvier ; son caractère devint dès lors si positif qu'il n'était pas possible d'élever le moindre doute sur sa nature. On la voyait peu à cette époque sous le toit du pauvre ; c'est aux familles riches qu'elle paraissait s'adresser de préférence. Sa puissance de propagation se ralentit et parut épuisée à la fin de la première quinzaine de février ; on ne publia plus de bulletin. Mais le choléra n'était qu'assoupi, il se réveilla avec fureur pendant la dernière semaine de février, attaqua les classes pauvres, et prit chaque jour des forces nouvelles. Marseille espérait dans l'action salutaire du mistral ; vaine illusion ! ce vent souffla et la mortalité s'accrut. Enfin l'épidémie cessa complètement, le 31 mars ; elle avait duré trois mois et vingt jours, frappé 1817 personnes, et causé 854 décès.

Il n'y avait eu aucune régularité dans ses évolutions ; languissante pendant cinquante-deux jours, puis stationnaire, la maladie asiatique eut ensuite une recrudescence et disparut. L'état civil déclara 91 décès, le 2 mars ; ce fut le chiffre le plus élevé. Une sécheresse très-forte, pendant les années 1831 et 1832, avait précédé les pluies abondantes du mois de septembre 1834 ; on crut remarquer quelque coïncidence entre les recrudescences et les vents du nord-ouest, mais on ne peut déduire encore aucune conséquence certaine des données météorologiques. Quand ces coïncidences de modifications atmosphériques, avec l'apparition ou les recrudescences du choléra asiatique, ont été signalées comme des rapports de l'effet à la cause, on a oublié que les mêmes altérations de l'air, les mêmes anomalies dans la direction des vents, précisément dans les mêmes contrées, avaient eu lieu bien souvent sans avoir été jamais suivies des mêmes résultats.

Cependant délivrée du choléra, à qui elle avait payé un tribut abondant de victimes, Marseille devait se croire pour long-temps à l'abri de ses atteintes. Son beau ciel la rassurait ; elle se confiait à ces brises de la Méditerranée qui rafraîchissent son atmosphère ; aux présages, si certains dans ce climat, d'un printemps magnifique. Rien ne menaçait pour l'avenir sa sécurité ; tous les rapports des médecins avaient constaté la cessation de l'épidémie, et trois mois s'étaient écoulés, depuis que le redoutable fléau avait disparu de la ville pour aller visiter d'autres lieux. La peur n'existait plus, le commerce, qu'elle avait si long-temps compromis, avait repris toute son activité, et, encombré de navires, le port avait retrouvé son mouvement et sa vie. Marseille est la ville de la grande industrie ; sa position topographique, et l'heureuse situation de son bassin, lui présagent un rapide accroissement de sa population et de son opulence. Aucune de nos cités ne réunit autant d'élémens de grandeur, et n'est appelée à de plus belles destinées ; mais le choléra devait interrompre deux fois le cours de ses prospérités (1).

Il y eut d'abord beaucoup d'incertitude sur la véritable nature de la maladie. On vit quelques hommes tomber brusquement malades, et mourir, après avoir présenté

(1) 6 — 12 juillet 1835.

des symptômes étranges, plus ou moins semblables à ceux qui avaient caractérisé le choléra dans Toulon. Quelques médecins reconnaissaient le mal indien ; d'autres voyaient dans les crampes et dans les vomissemens qui tourmentaient les malades un accident commun, pendant la saison d'été, sous le ciel brûlant de Marseille. Cependant les symptômes extraordinaires de la maladie préoccupaient tous les esprits ; des ouvriers, dont la santé était fort bonne, se sentaient pris tout-à-coup de crampes violentes aux mollets, et quelquefois, mais plus rarement, aux bras : telle était la violence de la douleur qu'ils se roulaient sur la terre, et demandaient avec de grandes instances qu'un chirurgien leur coupât la jambe. D'autres, comme frappés par la foudre, tombaient soit en marchant, soit en travaillant, ceux-là dans la rue, ceux-ci dans l'atelier. Le plus grand nombre avait éprouvé, depuis quelques jours, une diarrhée plus ou moins forte, à laquelle ils avaient peu fait attention, et dont l'usage des fruits de la saison paraissait une explication naturelle. Aux crampes atroces succédaient bientôt des vomissemens abondans de matière blanchâtre en grumeaux, délayée dans beaucoup d'eau, une sorte de mélange de petit-lait et de lait caillé ; des selles liquides et de même aspect se joignaient à ces vomissemens. En même temps le corps devenait froid, les mains étaient glacées ; en les touchant, on eût dit du marbre, ou plutôt un corps sans vie, depuis plusieurs jours. Il n'y avait plus de pouls, et la main placée sur le cœur y découvrait à peine quelques battemens obscurs, lents et désordonnés. Un cercle livide et noirâtre dessinait les orbites ; spectacle étrange ! le globe de l'œil s'enfonçait profondément sous son arcade osseuse, comme s'il eût été tiré fortement en arrière, et ne laissait apercevoir qu'une portion de son diamètre ; tout son éclat s'était éteint, et quelques heures avaient suffi pour lui donner un aspect terne et vitré (I). Contracté, amaigri et devenu cadavre, le visage présentait dans son ensemble une expression indéfinissable, une sorte de calme comme celui du tombeau. Son expression habituelle avait si fort changé, que le père méconnaissait son fils, le frère sa sœur, l'enfant sa mère. Il fallait peu d'instans à la maladie pour transformer la beauté en laideur, et substituer aux contours gracieux et arrondis du visage d'une jeune fille, à ses fraîches couleurs, à ses traits si purs, un masque hideux sur lequel la mort avait profondément gravé son empreinte. On voyait des plaques livides, puis bleues, puis d'un brun noirâtre, se dessiner sur les pieds, les jambes, les cuisses, les bras, le ventre, la poitrine, le cou ; se développer, se rapprocher et s'unir enfin, de telle sorte que la peau tout entière paraissait teinte en bleu, d'un noir plus foncé sur le dos du pied et de la main qu'ailleurs. Adressait-on la parole aux malades, ils remuaient leurs membres, s'agitaient et répondaient, mais de quelle voix? d'une voix éteinte, tremblante, sans accentuation, sans timbre, comme si elle fût sortie d'un sépulcre. Ces morts vivans conservaient cependant toute leur intelligence, sentaient leur état, et, d'un regard morne et éteint, épiaient avec avidité, sur la physionomie de ceux qui les questionnaient, l'arrêt redouté de leur condamnation. Si un fils au désespoir approchait ses lèvres des lèvres

(1) Horace Vernet a peint avec vérité cet aspect extraordinaire des yeux, dans son beau tableau d'un épisode du choléra à bord de la frégate la Melpomène. Le visage de son jeune matelot est bien celui des cholériques au moment où le choléra foudroyant les a frappés.

bouffies et pendantes de son père ainsi mourant, il reculait d'effroi, frappé du contact d'une haleine glacée. S'il essayait de lui presser la main, il sentait avec terreur dans la sienne des doigts ridés, desséchés, froids, et recouverts à leur bout d'ongles recourbés et presque entièrement noirs. On remarquait chez tous l'impossibilité de remplir quelques fonctions naturelles; il n'y avait plus d'urine, plus de chaleur; si le médecin invitait ses malades à lui montrer leur langue, ils faisaient sortir péniblement de leur bouche un lambeau de chair glacée et aplatie. Cette inconcevable métamorphose s'accomplissait avec une grande rapidité, et bien peu d'heures séparaient la vie de la mort absolue.

La mairie de Marseille reçut bientôt sur l'état de la sanité publique des avis, d'abord confus et contradictoires, puis plus motivés et venant de sources diverses, et enfin si nombreux, si évidens, qu'il n'y eut plus pour elle possibilité de douter du retour du choléra. Il y eut d'abord aussi, dans la population, beaucoup de méfiance et d'incrédulité sur la véritable nature du mal; des bruits sourds, de vagues rumeurs circulaient d'ateliers en ateliers. On citait quelques prédictions sinistres de médecins, au déclin de la précédente invasion; plusieurs avaient, en effet, annoncé le retour du choléra, mais ils en avaient fixé l'époque aux premiers jours de l'automne. La rareté des cas maintenait l'état de doute dans lequel flottait l'opinion publique. Bon nombre d'incrédules tournaient en dérision les avertissemens et les nouvelles donnés par des médecins bien informés; ils accusaient ceux qui croyaient au retour du choléra de préventions, de crédulité, et d'une odieuse spéculation sur la terreur publique. L'accroissement rapide du nom-

bre des malades mit bientôt fin à ces hésitations ; il y eut
quinze décès causés par l'épidémie asiatique, le 12
juillet ; seize, le 13, et vingt-sept, le 14.

La peur du choléra est grande chez toutes les populations ; elle a été portée au plus haut degré dans le midi
de la France, et surtout à Marseille. On connaît l'organisation mobile et si facilement impressionable des habitans de cette ville ; des circonstances particulières contri-
buaient encore à augmenter leurs terreurs. Cent quinze
ans s'étaient écoulés depuis la fatale année qui vit une
épidémie lui enlever quarante mille de ses habitans, et
cependant, le souvenir de la peste de 1720 n'avait rien
perdu de sa puissance. Nulle tradition n'a autant de force,
elle est consacrée par les chefs-d'œuvre des arts et par
les pompes de la religion. Lorsque le choléra s'était
montré pour la première fois, à Marseille, l'annonce de
sept ou huit décès par jour avait causé l'effroi dans
toutes les classes de la société ; qu'on juge de la cons-
ternation générale lorsqu'on vit le fléau atteindre, dès
son début, trente personnes en vingt-quatre heures, et
dépasser bientôt ce chiffre.

Si l'épidémie n'eût frappé que des hommes du peuple,
si elle eût porté un nom vulgaire, elle eût inspiré bien
moins de crainte, alors même qu'elle eût fait un nombre
de victimes beaucoup plus considérable. Mais c'était le
fléau de l'Inde, une maladie caractérisée par des symptômes étranges et la mort la plus prompte ; mais c'était le
choléra ; mais il n'épargnait pas plus les classes aisées de
la société que le peuple ; il frappait des têtes élevées, des
hommes dont le nom fort connu était répété par toutes
les bouches ; mais les médecins eux-mêmes n'étaient pas
à l'abri de ses coups ; Fleury et Lassis mouraient à

Toulon; Reymonencq succombait, à Marseille, et d'autres encore devaient y périr dans les mêmes étreintes ; qui donc devait espérer d'être sauvé, si la richesse, la puissance et le savoir ne pouvaient rien contre l'épouvantable fléau ?

Qu'on ajoute à ces réflexions celles qu'inspirait au peuple l'inconcevable rapidité de la mort ; tel dînait aujourd'hui avec un ami en santé parfaite, qui le lendemain apprenait ses funérailles. Combien de pères ont embrassé, le matin, un fils plein de vie, et assisté à son agonie, le soir ! Combien de personnes qui écrivaient à leurs amis de Paris ou de Lyon, pour leur donner des nouvelles de Marseille, ont été saisies du choléra, avant d'avoir achevé leur lettre, qu'une main étrangère terminait, et cachetait d'un signe de deuil ! On vit des ouvriers tomber, en allant gais et bien portans à leur travail, et mourir en moins de deux heures ; d'autres, qui conduisaient des malades à l'hôpital, se sentaient saisis, chemin faisant, du mal indien, et périssaient auprès des malheureux commis à leur garde ; tant la mort se montrait sous des formes variées, mais toujours soudaine et toujours horrible !

L'émigration commença, et dépassa en peu de jours tout ce que l'on pouvait attendre de la terreur générale. Ce furent les citoyens de la classe aisée qui s'enfuirent les premiers ; leur départ sembla péniblement affecter le peuple, qui se borna, toutefois, à faire entendre quelques huées et des menaces autour des voitures de voyage. Cependant, ce besoin de sortir de la ville gagnait de proche en proche, et s'étendait aux ouvriers eux-mêmes. Il n'y eut bientôt plus assez de chevaux de poste, ni de voitures publiques et particulières pour la masse des fuyards. Touslesmoyensdetransportétaientbons; de longues files de cabriolets, de calèches, de berlines et de charrettes chargés de bagages et de fuyards embarrassaient les grandes routes. Des bandes d'ouvriers étrangers sortaient à chaque instant des portes de la ville; grand nombre d'hommes du peuple fuyaient aussi, portant des enfans et des provisions, et s'en allaient camper sur les collines qui environnent Marseille, ceux-là dans des creux de rochers, ceux-ci sous les pins, beaucoup sur la terre nue. On eût dit une ville au moment d'être saccagée par l'ennemi; en moins de quinze jours, soixante mille Marseillais avaient émigré. Plus de dix mille allèrent à Lyon, d'autres s'enfuirent au nord; toutes les villes des départemens du Gard, des Basses-Alpes et des Hautes-Alpes en avaient reçu un grand nombre, et, dans un rayon de cinquante lieues, les hôtels et les auberges étaient tellement encombrés qu'aucun étranger ne pouvait y obtenir un lit.

Ceux qui ont vu Marseille en d'autres temps savent combien cette ville a d'industrie, de mouvement et de vie. Ils se rappellent ses belles rues St-Féréol, Paradis, de la Cannebière et de la Darse; ses allées de Meillan et sa place Royale si bruyantes; ses vastes hôtels où se rendent, dans toutes les saisons, des étrangers en si grand nombre; ses marchés où se presse la population des campagnes voisines, et que les produits du sol et de la mer encombrent de leur abondance; son théâtre, ses cafés si fréquentés; son port, l'un des plus beaux de l'Europe, l'entrepôt du commerce du midi, est le rendez-vous, à toutes les heures du jour, d'une multitude de matelots, à la veste écourtée et au chapeau ciré, se croisant en tous sens, avec une foule compacte et mobile de promeneurs, parmi lesquels on distingue, pressés et coudoyés à chaque pas, des Grecs à la veste éclatante et au bonnet brodé, le Lévantin au turban en cachemire et au large pantalon, des Américains, des Anglais, des Italiens, en un mot, les représentans des principales villes du monde. Mais le choléra a bien changé ce tableau. Marseille a vu fuir la moitié de sa population et tous les étrangers; ses places et ses rues magnifiques sont désertes; son théâtre est fermé. Ces mille barques, qui conduisaient chaque jour en mer une si grande quantité de curieux, empressés de jouir du spectacle du château d'If et de la côte d'Arenc, sont, maintenant, immobiles le long du quai sur leurs amarres, et abandonnées même de leurs bateliers. Il n'y a plus dans les marchés ni femmes de campagne ni provisions, et la rareté des vivres est si grande que les restaurans qui sont ouverts encore sont obligés de congédier leurs pensionnaires, ne pouvant plus les nourrir. On ne rencontre dans les rues qu'un petit nombre de passans à la démarche précipitée, au visage inquiet, qui se couvrent la bouche d'un mouchoir, comme s'ils voulaient respirer la plus petite quantité possible d'un air empoisonné. Tous les magasins sont fermés, et l'on aperçoit sur leurs portes, ainsi que sur celles d'un grand nombre de maisons entièrement vides, des affiches à la main qui ne contiennent que ces paroles expressives: *absent pour cause de choléra.*

Aux premières nouvelles du retour de l'épidémie dans Marseille, les pays voisins s'empressent de fermer toute communication entre leurs rivages et le port infecté. La Sardaigne interdit son territoire aux bateaux à vapeur qui, après avoir achevé leur quarantaine dans un port d'Italie, conservaient encore à bord des provenances de Marseille. Ces mesures ne suffisent pas aux états romains; ils imposent dix jours de quarantaine aux marchandises qui viennent de la Toscane. Un cordon sanitaire garde la frontière sarde, et des navires croiseurs bien armés qui stationnent à l'embouchure du Var, ont reçu l'ordre de foudroyer les bateaux pêcheurs qui franchiraient la ligne sanitaire maritime. Vaines précautions, inutiles pour empêcher la propagation du choléra, et désastreuses pour le commerce.

Cependant la mortalité avait fait, à Marseille, d'effroyables progrès, du 23 au 24 juillet, et la terreur était devenue si profonde qu'elle avait éteint, dans un grand nombre de familles, tous les sentimens de la nature et du devoir. Le frère abandonnait son frère, la femme son mari, la mère son enfant; tout lien d'amitié paraissait rompu, et, préoccupé de l'imminence du danger, chacun ne pensait qu'à soi. Il y avait tant de malades que la disette des secours ne tarda pas à se faire cruellement sentir; on cherchait en vain des serviteurs, très-peu se présentaient, quoiqu'on leur promît de gros salaires. Grand nombre de pauvres gens succombèrent, sans avoir été vus des médecins; ceux-ci mouraient sans secours sur les chemins; ceux-là dans la rue, d'autres entièrement délaissés dans leur demeure. Il arriva plusieurs fois qu'on s'aperçut qu'on n'avait pas vu un voisin depuis plusieurs jours; on entrait dans sa chambre, et l'on n'y trouvait qu'un cadavre. D'autrefois, c'était une odeur insupportable de putréfaction, qui décelait la maladie et la mort dans un galetas ignoré. Quelques maisons perdirent la totalité de leurs habitans : tous avaient été victimes du choléra.

Il y avait tant de morts qu'il était impossible de rendre

à tous les derniers devoirs : plus de chants aux convois, plus de prêtres, plus de cérémonies funèbres. On voyait sans cesse dans les rues qui se terminaient au cimetière, de longues files de porteurs soutenant de leurs bras tendus un brancard chargé d'un cercueil ; mais ce mode d'enterrement fut bientôt insuffisant, et la force des choses en fit adopter un autre plus expéditif. On jetait trois ou quatre cadavres, et quelquefois davantage, dans un chariot, que son conducteur recouvrait ensuite, et souvent trop mal pour cacher la vue des corps aux passans. La fatale charrette transportait à une fosse commune des morts ramassés pêle-mêle d'étage en étage, et de maison en maison. Quelquefois une croix, un prêtre et un cercueil traversaient une rue, puis d'autres cercueils les rencontraient et se mettaient à leur suite, de telle sorte, qu'un prêtre et un mort, partis seuls d'une maison, arrivaient au cimetière accompagnés de sept ou huit cadavres. Il n'y avait plus assez de charpentiers pour fabriquer des bières ; l'administration des inhumations fut dans l'impossibilité de remplir ses engagemens, et, ne pouvant compter sur elle, M. Consolat dut autoriser publiquement les citoyens de Marseille à se pourvoir de cercueils comme ils l'entendraient. Quelques morts privilégiés étaient portés à leur dernière demeure, précédés d'un convoi d'amis ou de serviteurs, dont les pas précipités trahissaient la pensée. On conduisit au cimetière le supérieur des frères de la doctrine chrétienne, habillé des vêtemens de son ordre, et le visage découvert ; on eût dit que le bon religieux dormait.

Des fosses longues et profondes avaient été creusées dans le cimetière ; chacune pouvait contenir cent quatre-vingts cadavres, disposés par quatre. Le grand nombre des corps à inhumer, et la précipitation avec laquelle ce service était fait, avaient déterminé l'administration à recouvrir les tranchées d'un lit de chaux. Cette mesure déplut au peuple, que sa terreur rendait accessible à toutes les impressions, et bientôt le champ du repos devint le théâtre d'un tumulte effroyable. Des attroupemens se portaient aux tombes des riches et menaçaient de les briser ; un fossoyeur fut saisi par la populace, traîné sur la terre, et frappé avec tant de violence qu'il eut un œil crevé d'un coup de pierre; ce malheureux faillit perdre la vie. Une foule de forcenés se chargea de rendre aux morts le dernier devoir; elle entassa dans une fosse cent cinq cadavres qu'elle ne recouvrit que de quelques pouces de terre. Ces corps, à demi ensevelis, exhalèrent bientôt une odeur insupportable, et l'autorité dut prendre des mesures promptes et actives pour prévenir l'infection de l'air. Avertie des excès que le peuple commettait dans le cimetière, elle dirigea sur ce point un détachement nombreux d'infanterie et de cavalerie ; la multitude céda à la force et se retira. Dès le lendemain, un poste considérable de troupes de ligne garda les portes du cimetière, que nul, dès-lors, n'eut la facilité de franchir sans permission. M. Henri de Lescazes, dont la fermeté et l'active intelligence rendirent tant de services à la ville de Marseille dans ces tristes circonstances, eut la haute police du cimetière, et s'acquitta avec le plus grand dévouement de cette fonction. Il y avait deux manières de prévenir les inconvéniens qui devaient résulter des inhumations faites, avec si peu de soin, par le peuple: exhumer les cadavres en putréfaction, et les faire placer dans des fosses creusées à la profondeur convenable, ou couvrir la fosse d'une grande quantité de chaux, et exhausser le sol par un remblais. Ce dernier procédé était moins dangereux et devait coûter beaucoup moins ; il fut préféré par M. de Lescazes, qui veilla sur son exécution.

Aux grandes scènes de deuil qui épouvantaient Marseille, s'en mêlèrent d'autres dont le caractère est singulier. Un cortége nombreux se présente à la porte du cimetière, et n'obtient pas la permission de la franchir; l'ordre est formel. Sept ou huit jeunes gens ont, seuls, reçu l'autorisation d'entrer, ils portent un cercueil sur leurs bras, et le déposent dans la fosse commune. Avant de s'en séparer pour toujours, ils l'ouvrent et prodiguent leurs embrassemens au cadavre d'une femme décrépite, qu'entourait un linceul en soie rouge, fixé par une ceinture noire. Ils disaient le dernier adieu, non pas à leur mère, mais à une adepte de leur communion politique.

Incessamment perfectionnée par la marche des siècles et le progrès rapide des connaissances humaines, la raison publique a-t-elle fait de grands pas en avant? l'histoire du choléra de Marseille l'apprendra. Lorsque la peste noire éclata en Europe au milieu du quatorzième siècle, le peuple crut à l'empoisonnement de l'air et des eaux; une apparence frivole devint à ses yeux la plus convaincante des preuves, et grand nombre de victimes furent sacrifiées à sa vengeance.

Qui pouvait y être plus exposé que les juifs, peuple d'usuriers, vivant en étrangers parmi les chrétiens, qu'ils haïssaient autant qu'ils en étaient haïs? On crut généralement qu'ils avaient empoisonné les puits ou infecté l'air, et que l'affreuse mortalité qui désolait la chrétienté devait leur être attribuée. Ils furent en conséquence poursuivis avec une impitoyable cruauté; tantôt livrés immédiatement à la rage du peuple, et tantôt abandon-

nés à des tribunaux de sang, qui les envoyaient légalement
à l'échafaud. Dans ces temps-là il était question, non
point d'innocence ou de culpabilité, mais de haine et de
vengeance. Ces scènes sanglantes, qui souillèrent l'Europe,
rappellent les persécutions dirigées, dans les temps an-
térieurs, contre les sorciers et les magiciens. Chez tous
les peuples, le fanatisme associé à la haine et mêlé aux
plus viles passions, est plus puissant que la religion et
l'ordre légal; il l'est d'autant plus, qu'il prend leur
masque, pour abreuver de sang l'épée de la vengeance,
retenue depuis long-temps dans le fourreau.

Les persécutions contre les juifs commencèrent à Chil-
lon, près du lac de Genève, aux mois de septembre et
d'octobre 1348; ils étaient accusés depuis long-temps d'a-
voir empoisonné des puits. Des excès semblables eurent
lieu en 1349, à Berne et à Fribourg. Vaincus par la douleur, les malheureux juifs avouaient leur crime au milieu des tortures; il devint pour toute l'Europe un fait
généralement établi, lorsque du poison eut été réellement trouvé dans un puits. Dès-lors, la persécution contre
les objets de la haine publique parut justifiée.

Déjà, dans l'automne de l'année 1348, une terreur
panique d'empoisonnement s'était répandue, surtout en
Allemagne, où l'on s'empressa de murer les puits et les
fontaines, afin que personne ne bût de leur eau ou ne
s'en servît pour préparer des alimens. Les habitans d'un
nombre incalculable de bourgs et de villages n'employè-
rent long-temps pour cet usage que de l'eau de pluie; on
garda avec la même sollicitude les portes des villes, où les
personnes connues avaient seules la permission d'entrer.
Trouvait-on sur un étranger des médicamens ou d'autres
substances qu'on pouvait regarder comme du poison, quoi-

qu'il ne les eût ordinairement que pour se préserver lui-même de la maladie, il était contraint aussitôt de les avaler. Ce pénible état de restrictions, de soupçons et de défiance, augmentait nécessairement la haine contre les empoisonneurs présumés ; elle dégénéra sur beaucoup de points en mouvemens populaires, excités par le combat des passions les plus sauvages. Grands et petits conspirèrent pour exterminer les juifs avec le fer et le feu, et les arracher à leurs protecteurs, dont le nombre fut, au reste, si peu considérable, qu'il y eut à peine quelques lieux dans toute l'Allemagne où ces malheureux ne fussent pas proscrits, torturés et bannis. De solennelles invitations furent faites par la ville de Berne aux cités de Bâle, de Fribourg et de Strasbourg, pour les déterminer à poursuivre les juifs comme empoisonneurs. Une diète eut lieu à Bennefeld, en Alsace ; les évêques, seigneurs et barons, de même que les députés des comtés et des villes, délibérèrent en forme sur la conduite à tenir envers les juifs. Lorsque les députés de Strasbourg firent entendre quelques paroles en faveur des persécutés (l'évêque montra une fanatique fureur), et dirent qu'ils ne savaient rien de défavorable contre eux, un cri général de mécontentement s'éleva, et on leur demanda : Pourquoi donc couvrez-vous vos puits et en avez-vous enlevé les seaux ? Un arrêt sanguinaire fut rendu et accueilli par le suffrage unanime des grands, du haut clergé, et du peuple, déjà si disposé à en être l'exécuteur. Dans les lieux où les juifs ne furent pas torturés, on les chassa ; lorsque, errans çà et là, ils tombaient dans les mains des paysans, ceux-ci les massacraient ou les dévouaient au feu, sans ménagement et sans crainte d'aucune loi. A Spire, ces malheureux, réduits au désespoir, s'enfermèrent dans leurs maisons, s'y brûlèrent, et le petit nombre de ceux qui survécurent fut contraint à recevoir le baptême. Des amas de cadavres couvraient les rues de la ville. On remplit de ces corps morts des tonneaux vides que l'on précipita dans le Rhin, afin de prévenir l'infection de l'air, et l'on empêcha le peuple de pénétrer dans les maisons incendiées, où le conseil de la ville fit chercher et trouva des sommes considérables. Deux mille juifs furent brûlés à Strasbourg sur un immense échafaud; on laissa la vie à ceux qui promirent de se faire chrétiens, et l'on arracha leurs enfans au bûcher; ceux qui essayèrent de se dérober aux flammes par la fuite, périrent massacrés dans les rues. Le conseil annula tous les titres de créances, tous les billets qui appartenaient aux proscrits, et fit distribuer l'argent comptant aux ouvriers; beaucoup n'acceptèrent pas cet argent teint de sang, et le portèrent aux couvens, sur l'invitation de leurs confesseurs. Ces massacres se renouvelèrent dans toutes les villes sur le Rhin pendant les mois suivans; et, lorsque le repos fut un peu établi, on crut faire une œuvre agréable à Dieu en réparant, avec les pierres des tombeaux des juifs et celles des maisons brûlées, les clochers abattus, les églises démolies.

A Mayence seulement, douze mille juifs périrent d'une mort cruelle. Les flagellans firent, au mois d'août, leur entrée dans cette ville; un combat s'engagea entre les juifs et les chrétiens. Beaucoup de catholiques succombèrent; mais les juifs, accablés par le nombre toujours croissant, furent obligés de céder; rien ne put les préserver de leur ruine, le peuple les brûla vifs eux et leurs familles dans leurs maisons. De pareils excès furent commis en beaucoup d'autres lieux, à l'instigation des flagellans ; rien n'égalait la rage sanguinaire et le zèle convertisseur des bourreaux, si ce n'est le fanatisme qui portait les juifs à mourir martyrs de leur antique foi. A Esslingen, tous les juifs en masse furent brûlés dans leur synagogue ; des mères juives précipitaient elles-mêmes leurs enfans dans les flammes pour les sauver du baptême, et, furieuses, se jetaient aussitôt sur le bûcher.

Ces événemens se passèrent dans l'année 1349, non-seulement par toute l'Allemagne, mais encore en Italie et en France, impunément et aux yeux de tout le monde. Presque tous les juifs qui consentirent au baptême pour échapper à la mort, furent massacrés plus tard, car on ne cessa pas de les accuser d'empoisonner l'eau et l'air. Beaucoup de chrétiens périrent avec eux, pour les avoir secourus, soit par humanité, soit par amour de l'or; des juifs, qui avaient abjuré, déplorèrent leur manque de foi, et, fidèles à leur croyance, cherchèrent eux-mêmes la mort (I).

Des scènes aussi déplorables, au nombre des victimes près, eurent lieu pendant cette peste de Florence, que Boccace décrit si éloquemment (2). On les retrouve dans l'histoire de la plupart des grandes épidémies, et

(1) Der schwarze Tod im vierzehnten Jahrhundert, von J.-F.-C. Hecker, *Berlin* 1832. 8.

(2) *Il Decameron*, Giornata prima. Manzoni, dans le XXXII chapitre de ses *Promessi Sposi*, a raconté l'histoire des prétendus empoisonneurs de l'eau des puits et des fontaines, pendant la peste de Milan, et des excès auxquels l'erreur populaire donna lieu à cette occasion. Si les mêmes erreurs, dans des circonstantes données, se reproduisent toujours, en dépit des progrès des lumières, il faut avouer cependant qu'elles se prolongent beaucoup moins long-temps, et qu'elles ne conduisent pas les masses égarées à d'aussi déplorables excès qu'elles le faisaient, avant la découverte de l'imprimerie.

représentées toujours sous les mêmes couleurs, malgré la différence des climats et des temps. Tantôt la religion dissidente, tantôt la politique des gouvernemens est accusée de la calamité publique, et tout ce que l'esprit humain gagne à passer des siècles de ténèbres à l'âge des lumières, c'est de changer d'erreur. Le peuple de Moscou, de Londres et de Paris, en 1832, n'accusait pas de l'épidémie les maléfices des juifs, mais il n'en croyait pas moins à l'empoisonnement des puits et des fontaines. Trois années s'étaient écoulées depuis 1832, lorsque Marseille fut frappée du choléra, mais l'expérience de la veille devait être perdue pour le lendemain.

Pendant la première invasion, le peuple avait cru aux empoisonnemens. La marche extraordinaire de la maladie, la difficulté ou plutôt l'impossibilité de la guérir, tout enfin excitait la plus profonde surprise. On se demandait, parmi les ouvriers, d'où pouvait venir un tel fléau et quelle était sa nature ; il n'y avait aucune analogie entre cette épidémie et les maladies ordinaires; quelle pouvait donc être sa cause? sans doute quelque chose d'étrange et d'inconnu comme elle, un poison subtil mêlé aux eaux ou répandu dans l'air. Nos mœurs avancées ne permettaient plus d'ajouter foi aux sorcelleries ni aux opérations cabalistes, et cependant, la raison publique n'avait rien gagné. De toutes les explications d'un fait, la plus invraisemblable est celle qui aura toujours le plus de partisans parmi le peuple, qui y croira précisément parce qu'elle est bien absurde. Des hommes sans lumières et sans jugement prétendirent que des barils remplis d'un venin extrêmement actif étaient renfermés dans les caves des Tuileries, et envoyés secrètement aux préfets des départemens du midi. Des politiques, privés de sens virent dans les ravages du choléra, la preuve d'un vaste complot organisé par le gouvernement, pour diminuer la population, et suppléer aux conséquences d'une paix générale trop long-temps prolongée. Des prolétaires égarés soupçonnèrent les classes aisées de cet attentat, jusqu'au jour où ils les virent décimées elles-mêmes par le choléra. Comme des témoins oculaires ne manquent jamais aux fables les plus ridicules, ceux-là avaient vu des hommes saupoudrer adroitement de poison les farines et les viandes; ceux-ci, des émissaires jeter des drogues suspectes dans les puits, et répandre des poudres inconnues sur la voie publique. Beaucoup pensèrent qu'il avait été au pouvoir des maires de hâter ou de retarder l'explosion de l'épidémie, suivant le degré de soumission de ces magistrats à la politique des ministres.

Il est surtout une classe de citoyens que les préventions populaires poursuivent avec acharnement pendant les épidémies du choléra, ce sont les médecins. L'ouvrier qui voit si souvent leurs soins inutiles, les accuse de mauvaise volonté, et explique le grand nombre de décès par la nature des remèdes, dans lesquels il s'obstine à trouver un poison violent. Moins sauvages que le peuple d'autres pays, les Marseillais ne se portent pas à des actes de barbarie contre les médecins, et se bornent à des insultes et à des menaces dont l'intervention de la religion interrompt bientôt le cours. Cependant la croyance aux empoisonneurs a passé de la ville dans les communes voisines, et disposé la population à de graves excès. Ainsi, au hameau des Camoins, à St-Marcel, à St-Loup, des étudians en médecine sont injuriés, maltraités et poursuivis à coups de pierres. L'un d'eux tombe au pouvoir d'une troupe de forcenés; il a dans sa poche du laudanum, et comme il se refuse à boire le flacon, le peuple voit dans cette résolution la preuve du crime, et dans le narcotique le poison dont l'action subtile fait naître le choléra. A Endoume, une multitude furieuse envahit le bureau de secours, malgré la résistance de l'élève qui le garde, se fait délivrer, par la violence, des bons de pain et de viande, et met dans le péril le plus imminent les jours d'un médecin dont elle s'est emparé. A Arles, les médecins de Lyon sont accueillis avec beaucoup de défiance; bientôt ils sont l'objet des soupçons du petit nombre d'habitans qui n'ont pas émigré; des menaces se font entendre sur leur passage, et leur départ prévient seul une émeute. A Beaucaire, les désordres les plus graves viennent de la même cause; une population fanatisée poursuit de ses insultes un étranger qu'elle prend pour un médecin, et comme cette foule égarée se voit frustrée de sa vengeance, par l'intervention de quelques soldats, elle menace l'autorité (heureusement en vain) d'incendier la ville si on ne lui abandonne pas sa proie. Et qu'on loue maintenant le siècle de la diffusion des lumières!

Marseille est une ville dont le peuple aime avec passion les cérémonies religieuses; elles sont pour lui le spectacle le plus attrayant. La foi est chez les classes inférieures, dans le midi, une antique tradition qui a peu perdu de sa puissance. Si le choléra de l'Inde était un instrument du courroux céleste, ne fallait-il pas le combattre par des prières publiques et une procession solennelle? telle fut l'opinion du haut clergé de Marseille. Mais beaucoup d'objections s'adressaient à cette pieuse pratique; n'était-il pas à redouter que le grand concours des fidèles ne devînt, pour l'épidémie, un moyen de propagation? Cette procession ne serait-elle pas un prétexte d'attaques, soit contre la paix de la cité, soit contre l'ordre public, soit contre la religion elle-même? D'autres croyaient qu'elle exercerait une puissante influence morale sur le peuple, et leur avis prévalut. L'évêque, M. de Mazenod, annonça que la statue de la Vierge de la Garde, cette auguste protectrice de Marseille, serait transportée avec toutes les pompes de l'église, de la forteresse dans l'antique cathédrale. Un autel fut élevé à l'extrémité de la promenade du cours, du côté de la porte d'Aix, et, à huit heures du matin, M. de Mazenod y dit la messe, en présence d'une immense multitude. Mais un accident faillit être l'occasion de graves désordres : au moment où l'évêque achevait la sainte cérémonie, l'échafaudage qui le portait, ainsi que l'autel, s'écroula à grand bruit, et au même instant le vénérable évêque disparut sous les décombres. A ce spectacle, de grandes rumeurs s'élevèrent de la foule ; elle crut à une tentative politique, à une insulte faite à l'église, et, de toutes parts retentirent ces cris : « vive la religion, vive la croix ! »; mais cet incident était l'œuvre de la maladresse du charpentier de l'évêché, et la malveillance n'y paraissait en rien. On transporta M. de Mazenod au bureau de secours du Mont-de-Piété, et les premiers soins que reçut l'évêque lui furent donnés par les médecins de Lyon. Cependant le peuple demandait avec instances à voir son pasteur; M. de Mazenod parut sur le balcon, et calma, par sa présence, les craintes qui agitaient si vivement la multitude.

La procession eut lieu, le soir ; elle fut magnifique ; toutes les pompes du clergé s'étalèrent en présence de vingt mille Marseillais ravis de ce spectacle. De nom-

breuses bannières se déployaient dans les airs ; puis
venaient de longues files de pénitens bleus, gris, blancs,
noirs, la tête enveloppée d'un capuchon percé de deux
ouvertures au niveau des yeux. Après eux, marchaient
les capucins, et au-devant de l'évêque se déroulait une
double ligne de prêtres, revêtus d'ornemens éclatans.
La procession parcourut les principales rues de la ville,
et déposa la statue de la Vierge dans le sanctuaire de la
cathédrale.

Des mesures d'un autre ordre avaient été prises par
l'administration municipale, dans l'intérêt de la santé
publique. Dès que la mairie fut certaine de l'existence
du choléra, dans Marseille, elle organisa les secours
avec intelligence et activité. La ville vota une somme
considérable, pour parer aux dépenses occasionnées
par la maladie, et d'autres sommes furent promises
par la chambre de commerce et l'intendance sanitaire. Des listes de souscriptions se couvrirent, en peu
de jours, de signatures ; le roi avait donné vingt-cinq
mille francs. Le maire de Marseille, M. Consolat, était
allé, dans un établissement d'eaux minérales, rétablir
sa santé altérée, lorsque l'épidémie se déclara. A peine
eut-il connaissance du danger dont ses concitoyens
étaient menacés, qu'il interrompit aussitôt son traitement pour se rendre au milieu d'eux. Ce digne magistrat
se dévoua, sans réserve, aux immenses besoins de ses
administrés, toujours à son poste, toujours accessible,
constamment occupé des moyens de diminuer les ravages de l'épidémie et de secourir les pauvres malades.
Le secrétaire-général de la préfecture, M. Vaïsse, le
seconda de tout son pouvoir ; le préfet des Bouches-du-
Rhône, M. Thomas, était retenu à Paris par une mala-

die grave , qui ne lui permit de se rendre à Marseille qu'au déclin de l'épidémie. De généreux citoyens organisèrent les bureaux de secours , et s'y constituèrent en service permanent; aucun d'eux n'apporta autant de zèle et d'activité , dans ces honorables fonctions, que M. Hippolyte Rey.

Les infirmiers manquaient , beaucoup d'indigens étaient abandonnés sans secours ; des jeunes gens , qui appartenaient aux meilleures familles de la ville , se firent gardes-malades , et en remplirent tous les devoirs avec un admirable dévoûment. Rien ne les détourna de cette noble tâche , ni le danger , ni le dégoût inséparable de ce service , ni d'incroyables fatigues. M. Henri de Lescazes et plusieurs de ses généreux amis avaient rendu de grands services, à Toulon, pendant que le choléra y sévissait avec le plus de violence ; ces jeunes gens servaient les malades pendant le jour , et les veillaient pendant la nuit. Ils faisaient, de leurs mains , les frictions ordonnées par les médecins , donnaient à boire aux cholériques , et enveloppaient quelquefois eux-mêmes les morts du linceul. Dès que les Toulonnais eurent moins besoin de leurs soins , ils s'empressèrent d'aller les offrir aux malades de Marseille ; de telles actions n'ont pas besoin d'éloges , les raconter c'est les louer assez.

L'épidémie décrut sensiblement pendant les premiers jours du mois d'août ; quelques recrudescences légères avertirent la population d'user de prudence , mais il y eut moins de malades , et surtout moins de décès de jour en jour. Cette progression du bien eût été régulière, sans doute , si les nombreux émigrans ne se fussent trop hâtés de rentrer dans la ville , malgré l'invitation que leur adressa M. Consolat, pour les engager à demeurer quelque temps encore à la campagne. Cependant bientôt les magasins se rouvrirent, quelque activité reparut sur le port; toute cette population, qui s'était enfuie, revint animer les rues de sa présence; le 31 août, il n'y eut que sept décès causés par l'épidémie, et, délivrée du fléau qui l'avait ravagée pour la seconde fois dans une année, Marseille se remit enfin de sa terreur (1).

(1) Il n'est pas de nom qui soit plus populaire que celui du choléra, aucun n'a pénétré plus avant dans tous les rangs de la société, depuis la demeure du riche jusqu'à la plus humble chaumière. On connaît les chalets de la Suisse et de la Savoie; ce sont des cabanes en bois qu'habitent, pendant les trois mois d'été de l'année, des gardeurs de bestiaux. Ces pâtres y vivent de fromage, de petit lait aigre, et d'un pain sec et noir, cuit depuis une année, et dur comme du granit. Ils n'ont avec les autres hommes que des communications courtes et rares; rien ne les émeut; rien de ce qui passionne les grandes villes ne pénètre jusqu'à leur cabane. Cependant ces pauvres paysans sont fort préoccupés de l'épidémie; lorsque, au retour de notre mission de Marseille, nous traversions les Hautes-Alpes, toujours, quand nous prenions un instant de repos dans les chalets du Galibier, leurs sauvages habitans accouraient à nous, et se hâtaient de nous adresser ces paroles: *vous avez passé la montagne, que fait là-bas le choléra? croyez-vous qu'il vienne ici?*

Depuis le 31 août, deux recrudescences du choléra, légères heureusement, ont eut lieu dans Marseille, qui n'a conçu aucune alarme de ce retour passager de l'épidémie; elles étaient expliquées par la rentrée trop brusque et en trop grande masse des Marseillais émigrés. D'ailleurs, jamais le choléra épidémique ne disparaît complètement; des cas isolés se montrent pendant un temps assez long.

HISTOIRE

DU CHOLÉRA

A MARSEILLE.

FAITS PARTICULIERS.

Symptômes ; — rapports des cas individuels avec l'épidémie, consi-
dérée comme entité ; — identité du choléra dans Marseille, aux
mois de juillet-août 1835, et au mois de décembre 1834. — Signes
positifs du choléra ; périodes de réaction. — Tableau différentiel des diverses espèces de choléra. — Ouverture des cadavres ;
— mode de propagation de l'épidémie à Marseille. — Quelle est
la nature du choléra. — Du traitement du choléra par l'homœopathie. — Tableau officiel des décès, depuis le 4 juillet jusqu'au
1er septembre 1835. — Observations. — Mission d'Arles.

Pour se faire une idée exacte du choléra-morbus asiatique, il faut étudier en lui deux choses fort distinctes:
l'une, c'est la maladie sur les individus qui en sont frappés, sous le rapport de ses symptômes et de ses manières d'être diverses; l'autre, c'est l'épidémie considé-
rée dans son ensemble, ainsi qu'une entité composée de
l'ensemble des individualités, comme une maladie unique qui a son caractère, sa marche, et des périodes
d'évolution fort distinctes. Si l'on se borne à recueillir
des observations dans les hôpitaux ou au lit des malades, à une époque donnée de la durée de l'épidémie,
on ne peut faire du choléra qu'une histoire fort incom-

plète , et , malgré toute l'attention possible , il devient
difficile d'éviter de graves erreurs dans l'interprétation
des faits.

Voici un malade que le choléra asiatique vient d'atteindre , vous interrogez successivement les fonctions et
vous prenez note exacte de leurs anomalies. Aucun
symptôme n'échappe à vos recherches et vous les inscri-
vez dans leur ordre. Ainsi la diarrhée, qui précède ordinairement la maladie , les crampes , les vomissemens et
les évacuations alvines de matière blanche particulière ,
la chute soudaine du pouls , le froid glacial de la peau ,
la suppression brusque de l'urine , la voix et le faciès
cholérique , la cyanose enfin , viennènt caractériser par
leur réunion l'ensemble de désordres pathologiques auxquels on a donné la dénomination de choléra-morbus
asiatique. Ce n'est pas tout; cependant , votre observation sera incomplète, si vous n'indiquez pas soigneuse-
ment l'âge de l'épidémie, au moment où vous examinez
votre malade.

C'est que l'épidémie n'est pas dans tels ou tels malades ; elle existe , comme entité , dans l'ensemble des
malades , depuis le premier qui a été frappé jusqu'au
dernier qui succombe. Ces deux points extrêmes cons-
tituent sa durée ; pendant qu'elle marche de l'un à l'autre elle imprime à la maladie des modifications particulières , qui correspondent à ses évolutions successives.
On ne voit pas les symptômes du choléra se présenter
dans le même ordre, et surtout avec la même intensité,
au commencement , au milieu et à la fin d'une même épidémie.

. L'oubli de cette considération importante a fait com-
mettre des erreurs de plus d'un genre ; ainsi , il est ar-

rivé que des médecins venus dans une ville infectée, à Toulon, par exemple, pour y observer le choléra, trouvaient certaines différences entre la maladie, et celle qu'ils avaient observée à Paris en 1832. Ces différences existaient sans doute, mais non dans un sens absolu ; on avait vu l'épidémie de Paris à son apogée et celle de Toulon pendant sa saison décroissante. Au fond c'était la même maladie ; mais les deux épidémies de choléra avaient été étudiées à une période de leur durée qui n'était pas la même.

Trois jours avant notre arrivée à Marseille (29 juillet), rien de plus commun que les cholériques à l'état bleu. Les crampes étaient atroces ; l'on observait très-fréquemment le vomissement cholérique, et la cadavérisation du visage. C'était alors la saison de progression du choléra.

Mais notre service commença le surlendemain du jour où l'épidémie avait atteint son époque de décroissance, et, quoique le chiffre des cas et des décès fût encore énorme, ce n'était déjà plus, en général, la même intensité dans les symptômes. Nous étions accourus à l'Hôtel-Dieu auprès des cholériques de MM. Cauvières et Pinel, et notre étonnement fut grand, en ne rencontrant pas, ce jour-là, parmi eux, un seul cas de cyanose, un seul faciès cholérique bien dessiné.

Deux caractères appartiennent au choléra asiatique épidémique: l'un, c'est l'extrême intensité des symptômes et la marche rapide de la maladie ; l'autre, c'est la faculté que possède l'épidémie de frapper à la fois grand nombre d'individus, et de se multiplier avec une inconcevable célérité. Tous deux se montrent réunis au plus haut degré pendant la saison de progression du choléra;

mais lorsque la décroissance du fléau épidémique a commencé, le mal de l'Inde perd chaque jour quelque chose de sa puissance de propagation, tout en conservant ordinairement sa violence chez les individus qu'il frappe encore. Ainsi aujourd'hui même (15 septembre) le choléra grave donne la mort à Marseille en quelques heures au petit nombre de personnes qu'il atteint, mais sa force épidémique s'est évidemment usée.

Lorsqu'on veut comparer une épidémie de choléra à une autre, il faut donc prendre en considération leur âge ; en procédant autrement, on établit nécessairement des différences qui réellement n'existent pas. Nous avons rarement vu, pendant notre séjour à Marseille, cette complication typhoïde qui a été si souvent remarquée à une époque donnée du choléra épidémique de Paris en 1832 ; devons-nous tirer de ce fait la conséquence que le choléra de Marseille différait de celui de Paris par l'absence à peu près complète de la complication typhoïde ? Non, sans doute ; le fait serait évidemment mal interprété. La différence est dans l'époque à laquelle les observations ont été recueillies.

Cette nécessité de prendre toujours la date de l'épidémie en considération sérieuse a une grande importance, sous le rapport thérapeutique.

Lorsque le choléra épidémique est dans sa saison de progression, on voit beaucoup de choléras graves et peu de choléras incomplets; presque tous les malades meurent, et l'impuissance de la médecine paraît absolue. On n'a pas recueilli, alors, une seule observation de guérison d'un choléra bien complet, par l'action constatée d'une médication quelconque.

Mais au contraire, dès que l'épidémie entre dans sa

saison de décroissance, il y a chaque jour, d'une part moins de cas nouveaux, moins de choléras graves, et de l'autre, infiniment plus de choléras incomplets et de guérisons. Alors toutes les méthodes de traitement réussissent à peu près dans la même proportion, et il est vraisemblable que bon nombre de malades guériraient par les seules ressources de la nature. Cette observation explique le très-grand nombre de méthodes thérapeutiques qui ont été données comme excellentes par des médecins de très-bonne foi ; toutes étaient mauvaises ou bonnes, suivant la date de leur application.

Le choléra de Marseille, aux mois de juillet et août 1835, était bien celui qui avait déjà visité cette ville au commencement de l'année ; il y avait identité complète dans les symptômes, dans leur ordre de progression, dans les résultats des nécropsies et dans ceux des méthodes de traitement auxquelles on avait eu recours. Il était impossible de méconnaître, au tableau de la maladie, le fléau épidémique qui venait de désoler Toulon ; celui qui deux années auparavant avait exercé tant de ravages à Paris et à Londres ; en un mot, le choléramorbus de l'Inde.

C'est, en effet, l'un des caractères principaux du choléra asiatique, d'être en tous lieux le même, quelle que soit la variété des constitutions individuelles et des climats. Parti de Jessore en 1817, bientôt arrivé à Malacca et à Java, où, sur quatre millions d'habitans, il en frappa de mort quatre cent mille en moins de trois mois, le mal indien ravagea, en 1818, Bornéo, Benarès, Dacca, Dinapore, Calcutta ; se montra, en 1819, aux îles Ceylan, Moluques et de Bourbon ; traversa l'empire des Birmans et la Chine, de Canton à Pékin, dans l'année 1820 ; visita Schiraz, Mascate, Ispahan, toute l'Arménie, en 1821 ; s'avança de plus en plus au Nord et à l'Ouest, gagna Bassora et Bagdad ; remonta le cours du Tigre et celui de l'Euphrate en 1822 ; atteignit l'année suivante le pied du Caucase et la Sibérie ; franchit ces portes de la Russie, fit une pause de plusieurs années ; puis, apparaissant tout-à-coup, en 1829, à Tiflis et dans la ville d'Astracan, s'élança à Moscou et à Orembourg en 1830 ; frappa St-Pétersbourg et Varsovie en 1831 ; et, de là, marquant tous les points de son passage par des milliers de cadavres, franchit les mers, dévasta Londres, passa le détroit en 1831, couvrit Paris de funérailles, évita Lyon, éclata dans Arles, parvint à Marseille au mois de décembre 1834, quitta cette ville au mois d'avril, et y revint plus terrible au mois de juillet 1835, après avoir désolé Toulon, ayant ainsi parcouru plus de trois millions de lieues carrées, et donné la mort, pendant ce gigantesque voyage, à un nombre d'hommes et de femmes, que les calculs les plus modérés portent à plus de six millions. Il continue aujourd'hui sa marche par l'Italie, toujours semblable à lui-même, toujours tel qu'il était au point de son départ, en 1817. Ainsi, l'épidémie de Marseille est un épisode d'une grande épidémie parvenue déjà à sa dix-huitième année, sans que la science puisse désigner l'époque à laquelle le monde en sera délivré ; et n'est qu'un anneau d'une chaîne effroyable, étendue sur une partie considérable de la surface du globe, et qui, fixée à Jessore par l'un de ses bouts, court de l'est à l'ouest, sans qu'aucun indice fasse prévoir encore le point du globe où viendra se fixer l'autre.

La marche de l'épidémie dans cette immense excur
sion n'a point été régulière. Souvent le choléra est revenu sur ses pas, souvent encore, quittant sa ligne, il
s'est dirigé vers le nord ou le midi, en s'irradiant dans
toutes les directions. Aucun calcul des savans n'a pu
soumettre ses caprices à des lois; ses bizarres anomalies
se sont partout jouées de nos prévisions et de notre
vain savoir. On l'a vu, tantôt suivre les rives d'un fleuve,
tantôt les respecter et marcher au travers des terres.
Quand il parcourait un long cours d'eau, quelquefois
il le remontait, d'autrefois il le descendait, se prome-
nant d'une rive à l'autre, ou n'en suivant qu'une, pour
revenir quelque temps après à celle qu'il avait d'abord
respectée. Ainsi, dans Marseille, l'épidémie ne s'est
quelquefois montrée que sur l'un des côtés d'une même
rue, de l'une à l'autre de ses extrémités; aucune des
maisons placées du côté opposé n'était frappée par le
fléau.

On a inutilement cherché à déterminer pourquoi,
dans son long trajet, le choléra asiatique avait franchi de
grandes villes, placées, cependant, directement sur son
passage. C'est avec aussi peu de succès qu'on s'est ef-
forcé de rattacher son apparition, dans certaines villes,
à des conditions atmosphériques déterminées; ce qui
avait été observé sur un point affecté, n'avait point
été vu sur un autre. Beaucoup d'observations météorologiques ont été faites à Toulon et à Marseille; elles
n'ont rien expliqué. Tout ce qui a été dit de l'apparition
préalable et insolite de brouillards à odeur spéciale
manque d'exactitude, et n'a pas conduit à des résultats
plus satisfaisans que l'analyse chimique, bien faite cependant, d'air recueilli dans des villes où le choléra

de l'Inde exerçait d'affreux ravages. Pourquoi, à Marseille, lorsque cette ville était placée dans la sphère de l'infection, telle rue et non telle autre a-t-elle fourni les premiers malades? Pourquoi certaines rues si larges et si bien percées de son quartier neuf, ont-elles été violemment frappées par l'épidémie, qui semblait épargner les alentours de son port fétide? Et combien d'autres problèmes insolubles dans l'histoire de la marche du choléra asiatique?

Etudions-le, sous le rapport de ses signes, et tel que nous l'avons vu.

La plupart des auteurs qui ont décrit le choléra asiatique établissent, dans la succession de ses symptômes, des divisions ou coupes dont la base manque presque toujours de vérité. Ceux-là reconnaissent trois périodes, ceux-ci quatre, quelques-uns cinq; chacun caractérisant, suivant son opinion particulière sur la nature de la maladie, le groupe de signes auquel il impose arbitrairement le nom de période.

Lorsque ce morcellement des symptômes repose sur des faits toujours les mêmes dans tous les temps et dans tous les lieux, il facilite l'intelligence de la maladie, et la détermination des indications thérapeutiques. Ainsi on a parfaitement bien fait de partager en périodes l'ensemble des signes de la petite-vérole; ici tout est positif; après les préludes, l'éruption qui parcourt elle-même des phases constantes; au développement progressif des pustules succèdent leur suppuration et leur dessication. Rien n'est donc donné à l'arbitraire.

Deux ordres de mouvemens organiques opposés nous frappèrent chez les cholériques de Marseille: l'un, c'est la concentration des forces et de la chaleur de l'exté-

rieur à l'intérieur (période algide, action du principe
cholérique sur l'organisme) ; l'autre, c'est l'expansion
de la chaleur et des forces de l'intérieur à l'extérieur
(réaction de l'organisation contre le poison cholérique).
A la période algide se rapportent les crampes, les vomissemens et évacuations alvines de matière blanche,
le froid glacial de la peau, la chute soudaine du pouls,
la cadavérisation du visage, le retrait du tissu cellulaire
des orbites, et la dépression profonde du globe de l'œil,
la voix cholérique, la suppression de l'urine et la
cyanose. A la période de réaction se rattachent le
reflux du sang des viscères vers les parties extérieures,
l'accélération de la circulation, l'apparition du pouls, qui
a bientôt dépassé son rhythme normal, et les formes
diverses de la concentration du sang et des forces sur le
cerveau et les méninges (encéphalite, arachnoïdite) ;
sur les organes thorachiques (pleurésies, pneumonies,
ou sur l'abdomen (entérites, gastrites) ; maladies se-
condaires, qui peuvent s'adjoindre ou non la complication typhoïde. Tout le choléra est dans ces deux périodes, dont l'ordre de succession est invariablement fixé.

En dehors des deux grands mouvemens organiques, à
direction inverse, dont la maladie indienne est composée,
se trouvent les préludes qui y tiennent plus ou moins,
sans en faire jamais partie intégrante (vertiges, nausées, lassitudes spontanées, diarrhées), et les maladies
consécutives à la réaction, dont le nombre et l'espèce
sont très-variés.

A les bien prendre, tous les symptômes caractéristiques
de la maladie indienne, tous ceux dont la présence constitue nécessairement le choléra, ne composent qu'une
seule période, l'algide, et ne se trouvent que là. Il n'y

a plus , en effet , de choléra asiatique si la réaction commence : dès qu'elle est établie , les phénomènes qu'on observe sont exactement ceux qui existent dans les états pathologiques , appelés fièvre inflammatoire , méningite, entérite, gastro-entérite, et, sous le rapport, thérapeutique et théorique , on est rentré dans le domaine ordinaire de la médecine. Il n'y a plus de spécialité.

Si cette seconde période n'est pas elle-même un élément nécessaire du choléra asiatique (beaucoup de malades succombent avant de l'avoir atteinte) , elle n'en est pas moins une conséquence obligée de la première , et se présente chez tous les cholériques qui survivent à l'attaque du fléau.

Signes positifs. Les signes positifs de la maladie que nous avons étudiée , ceux sans lesquels le choléra de l'Inde ne saurait exister, sont les suivans :

1° *Crampes.* Leur siége ordinaire est le mollet ; elles sont très-violentes et horriblement douloureuses ; telle est leur intensité que nous avons vu des malades , frappés comme d'un coup de foudre , se rouler sur la terre , demandant à grands cris la mort , ou l'amputation immédiate de la cuisse. Deux malades , reçus dans l'ambulance de la rue Turenne , les présentaient aux muscles de la main et de l'avant-bras, en même temps qu'à la jambe. Quelques cholériques ont été pris de mouvemens convulsifs au début de la maladie ; chez beaucoup, nous avons remarqué la saillie des tendons et la raideur des lignes musculaires sous cutanées.

2° *Vomissemens et évacuations alvines de matière blanche.* Ils se succèdent avec une grande rapidité, après avoir été précédés d'ordinaire de nausées et de syncopes;

l'abondance des liquides , expulsés ainsi du corps , est très-considérable. C'est une sérosité lactescente et trouble, souvent d'un jaune citrin, qui tient en suspension des grumeaux blanchâtres, qu'on a comparés, avec raison , à des grains de riz crevés dans l'eau bouillante.

3° *Froid glacial de la peau*, *et spécialement des extrémités*. La peau a perdu sa couleur, son élasticité , son ressort , sa chaleur ; elle donne au toucher la sensation du froid des cadavres ; la vie paraît l'avoir abandonnée. C'est d'abord aux mains et aux pieds que le refroidissement se manifeste ; il s'étend rapidement aux jambes, aux cuisses , aux bras , au visage et au corps entier. Ce signe est l'un des plus constans, il correspond à un phénomène cadavérique singulier , sur lequel nous appellerons bientôt l'attention de nos lecteurs ; le refroidissement de la peau existe très-fréquemment sans la cyanose.

4° *Chute du pouls, asphyxie artérielle*. Nous arrivions auprès d'un malade que le choléra venait de frapper, et nous cherchions en vain le pouls aux artères radiales. Il fallait beaucoup d'attention , et quelque habitude , pour découvrir, sous une peau plissée, et dans l'artère presque entièrement vide que pressaient nos doigts , quelques pulsations sourdes , filiformes et intermittentes. La main, placée sur le côté gauche de la poitrine , s'étonnait de ne pas y percevoir les battemens du cœur ; si l'oreille s'aidait du stéthoscope, elle avait grand'peine à saisir quelques contractions obscures des ventricules et des oreillettes. Cette grande anomalie de la circulation , est l'un des signes capitaux du choléra asiatique.

5° *Cadavérisation du visage, faciès et voix cholé-*

riques. L'un des noms indiens du choléra, exprime l'idée de la cadavérisation ; il a été fort bien appliqué. Cette expression du visage amaigri des cholériques, n'est pas celle des malades qui se meurent de la péritonite, ou d'une entérite ; elle ne reproduit pas précisément la face hippocratique, c'est quelque chose de spécial ; ce n'est plus la vie, et cependant le cholérique se meut, sent, parle et pense encore. Tout le tissu cellulaire du fond de la cavité des orbites, semble avoir été soudainement résorbé ; l'œil, qui n'est plus soutenu, se retire profondément en arrière, et s'y fixe. Un cercle noirâtre dessine son contour ; la conjonctive perd son éclat, la cornée sa transparence et une partie de sa convexité ; elle se plisse comme si l'humeur aqueuse et l'humeur vitrée avaient aussi été absorbées. Bientôt les lèvres se tuméfient et s'écartent ; l'haleine est glacée. Il y a dans la physionomie des cholériques, le calme et l'immobilité de la mort ; invités par le médecin à montrer l'état de la langue, ils poussent péniblement en avant, au travers des arcades dentaires, un petit morceau de chair, rosé sur ses bords et à sa pointe, blanchâtre au milieu, et froid. La voix est étrange, elle n'a ni timbre, ni accent, ni force ; on dirait qu'elle est soufflée. Cette profonde altération des traits est fort prompte ; elle est complète quelquefois en deux heures.

6° *Coloration bleuâtre de la peau, cyanose.* Des plaques violacées, ou d'un brun plus ou moins noir, se montrent aux pieds, aux jambes, aux mains, aux bras, sur le ventre, la poitrine, le visage ; s'élargissent, deviennent plus foncées en couleur, se rapprochent, se confondent, et teignent alors la surface entière du corps en bleu noir. L'état cyanique présente beaucoup de variétés sous le rapport de la manière dont il se constitue et de l'intensité de la nuance ; il est commun pendant la saison de progression du choléra, assez rare dans celle qui suit, et ne doit pas être placé parmi les signes positifs de la maladie asiatique, car il manque souvent. C'est, selon moi, un phénomène secondaire.

7° *Suppression de l'urine.* Ce signe est constant, nous l'avons observé chez tous nos malades ; la transpiration continue.

8° *Diminution de la sérosité, et augmentation de l'albumine du sang ; diminution des substances salines tenues en dissolution par ce liquide dans l'état normal.*

Le sang qui circule chez les cholériques a subi une altération profonde, qui, si elle ne constitue pas un signe, à proprement parler, n'en est pas moins un caractère positif de la maladie asiatique, et doit être à ce titre indiquée ici. On la remarque sur le vivant ; c'est la chimie qui en a déterminé la nature.

Si l'on ouvre une veine au pli du bras, au début de la période algide, on n'en obtient qu'un sang noir, épais, visqueux, et dont l'écoulement est difficile. A une époque un peu plus avancée, on n'en fait sortir que quelques gouttes, et les lèvres de l'incision demeurent béantes. Lorsque la cyanose est complète, il n'y a plus de liquide dans les vaisseaux cutanés, soit artériels, soit veineux ; cet état de la circulation veineuse correspond à la chute du pouls. Les artères sont presque entièrement vides, pendant que le sang des veines est devenu épais et visqueux, par la diminution d'une portion considérable de sa sérosité, et l'augmentation de son albumine, dans la proportion de plus d'un tiers.

Examiné après la phlébotomie, le sang des cholériques se présente plutôt sous l'aspect d'une masse noirâtre coagulée, que sous celui d'un liquide ; il contient,
pour une quantité de serum donnée, deux fois plus de
caillot.

Il a sur le cadavre un caractère spécial, analogue à
son état chez le vivant. On le trouve en grande quantité dans le système veineux cérébral, dans les veines
jugulaires, caves et azygos, et dans les cavités droites
du cœur: ce sang est noir, brillant, poisseux, épais; on
dirait un vernis. Nous l'avons trouvé toujours ainsi.

La chimie a constaté une autre modification bien importante dans le sang des cholériques : ce liquide a
perdu près d'un tiers des substances salines qu'il contient
dans son état normal, et quelquefois la totalité de son carbonate alcalin. Il est évidemment beaucoup moins oxigéné.

Tels sont les phénomènes caractéristiques du choléra
asiatique, mais ils n'ont pas tous la même importance
ni la même valeur. Ainsi quelques malades s'aperçoivent à peine des crampes qui, lors même qu'elles sont
violentes, disparaissent assez vite, et doivent être considérées comme un signe passager. Beaucoup d'autres
cholériques ne présentent pas la cyanose, quoiqu'ils
soient mortellement frappés. Nous avons bien rarement
rencontré la cadavérisation du visage au degré où elle
vient d'être décrite ; il n'en existait souvent d'autres
traces, à l'époque où nos observations ont été recueillies, que le retrait, à des degrés variés, du tissu cellulaire
des orbites, et assez souvent elle a manqué tout-à-fait.
Enfin si nous avons rencontré communément les vomissemens abondans et les fréquentes évacuations alvines, ce
n'est pas toujours la matière blanche que les déjections

nous ont montrée. Mais il n'en est pas de même de la chute du pouls, du refroidissement glacial de la peau et de la suppression de l'urine : nous avons trouvé chez tous les malades les signes non équivoques de ce mouvement organique de concentration des forces et de la chaleur de l'extérieur à l'intérieur, et c'est en eux, c'est dans la profonde altération du sang qui s'y joint, que nous sommes disposés à placer les caractères essentiels du choléra asiatique.

Ce transport du calorique des parties extérieures du corps aux internes se décèle sur le cadavre par un phénomène bien singulier. On sait avec quelle rapidité le froid s'empare de tous les tissus, après la mort, dans les cas ordinaires. On se rappelle à quel haut degré il existe chez les cholériques, depuis l'invasion de la maladie jusqu'à sa dernière période. Leur peau est glacée en quelque sorte, et, chez eux, la langue elle-même est froide. Cependant, quand on fait l'ouverture des cadavres, douze heures, quinze heures et même dix-huit heures après la mort, on est étonné de la chaleur très-forte que les organes intérieurs ont conservée ; elle est telle quelquefois sous le paquet intestinal, par exemple, que la main qui en est désagréablement affectée, a peine à la supporter. L'occasion de faire cette remarque s'est présentée plusieurs fois à notre observation.

Nous serons brefs sur les signes de la période de réaction, ils n'ont rien de particulier au choléra asiatique. La transition de l'un des mouvemens organiques à l'autre, est plus ou moins franche, plus ou moins sensible ; elle manque quelquefois entièrement, ou ne se fait que d'une manière fort incomplète. Pendant la saison de progression du choléra asiatique, la plupart des malades succombent avant de l'atteindre; ce sont les cas de choléra foudroyant. Ainsi donc cette période de réaction, n'est pas, comme nous l'avons déjà fait observer, une partie intégrante et nécessaire du choléra indien, qui existe fort souvent sans elle. Quand le malade a franchi la période algide, le froid de la peau cesse, et il est progressivement remplacé par la chaleur, dont l'intensité s'accroît de plus en plus. La sécrétion urinaire se rétablit; les vomissemens et les déjections deviennent moins fréquens, et ne se composent plus de la matière blanche. On voit, par degré, disparaître la cyanose, et lui succéder une rougeur de la peau plus ou moins foncée, et comme érésypélateuse dans certains cas. Long-temps imperceptible, le pouls reparaît, se développe, prend de la force, devient dur, plein, accéléré. Cet aspect cadavérique du visage, qu'on a nommé cholérique disparaît graduellement, et ici, comme ailleurs, tout rentre dans l'état normal. Un grand nombre de cholériques, la plupart de ceux que nous avons vus, se plaignent, à cette époque de la maladie, d'une soif intense, d'une douleur très-vive à l'épigastre, ou dans la direction du colon, d'une diarrhée accompagnée de coliques, et d'une céphalalgie violente. Ils ne tardent pas à demander des alimens avec de pressantes instances.

La réaction ne s'arrête pas toujours là; assez souvent elle se termine par une congestion cérébrale, une encéphalite, une bronchite, une pneumonie, une gastro-entérite, états pathologiques qui sont ici ce qu'on les voit être partout ailleurs. Il en est de même de la fièvre typhoïde, qui s'est montrée assez fréquemment en 1832, à Paris, pour avoir usurpé la qualification de période.

dans quelques histoires de cette épidémie. Si on admet-
tait cette dénomination, il faudrait au même titre re-
connaître une période éruptive, pneumonique, encéphalique, etc., etc., car la réaction peut aboutir à l'une
ou à l'autre de ces formes. La scarlatine, la rougeole,
la fièvre typhoïde, la bronchite, les congestions cérébrales, sont des maladies consécutives possibles, mais
qui n'appartiennent pas nécessairement, comme état
pathologique obligé, à l'histoire du choléra asiatique.

Nous avons observé, sur un assez grand nombre de
convalescens et sur quelques cholériques, chez lesquels
le mal avait beaucoup d'intensité, un exanthème d'un
aspect particulier. Il consistait dans une multitude de
petites taches rouges, assez vives, semblables à des
morsures de puces, disséminées sur toutes les parties
du corps, et abondantes surtout à l'avant-bras. Leur
apparition coïncidait avec le retour de la sécrétion urinaire, et était ainsi d'un favorable augure (1). Plus nombreuses, elles auraient donné à la peau l'aspect qu'elle
présente dans la rougeole : ces pétéchies rouges ont
alterné quelquefois avec l'éruption de grosses pustules
ou de furoncles.

La période de réaction ne parcourt pas toujours ses
phases avec régularité. Plusieurs de nos cholériques
gravement atteints en montraient les premiers indices ;
leur pouls se relevait, ils avaient moins froid, et les
vomissemens s'étaient arrêtés. Mais bientôt le pouls
s'affaissait et disparaissait, les mains étaient de nouveau
glacées, et la mort ne tardait pas à survenir. Ces oscil-

(1) J'ai fait remarquer cette éruption aux élèves, sur la plupart des
convalescens que j'avais réunis dans mon ambulance de la rue
Turenne.

lations des deux mouvemens organiques, peuvent se répéter plusieurs fois.

Peu de cholériques se plaignent de souffrir beaucoup, la douleur n'est pas vive (celle des crampes au début de la maladie exceptée); rien dans l'aspect du visage, ne trahit de fortes angoisses intérieures, au contraire, plus la mort approche, plus le malade paraît tranquille; au calme de son agonie, on dirait qu'il repose. Quelques-uns meurent après des mouvemens convulsifs, la plupart conservent leur raison jusqu'au dernier instant.

Nous avons vu plusieurs fois le hoquet, et un hoquet obstiné, se manifester pendant la période de réaction; ce symptôme n'a pas toujours été d'un sinistre augure; quelques malades, chez lesquels il avait persisté pendant deux ou trois jours, n'en ont pas moins guéri.

Beaucoup des médecins, qui n'ont pas eu occasion d'observer le choléra asiatique, ne se font pas une idée nette de sa nature, et établissent entre lui et le choléra sporadique des différences ou des analogies inexactes. Ce choléra sporadique s'est montré lui-même épidémiquement à différentes époques, était-ce alors le mal indien tel que celui qui voyage aujourd'hui en Europe? En quoi le choléra décrit par Hippocrate et Sydenham, diffère-t-il de celui de Paris en 1832, et de Marseille en 1835? Pour résoudre avec netteté ces questions importantes, j'ai cru devoir placer en regard les unes des autres, sur un même tableau et sous les mêmes divisions, les descriptions que les auteurs ont faites de ces diverses épidémies; il sera facile de saisir, d'un seul coup-d'œil, les analogies et les différences (I).

(1) J'aurais ajouté la peste noire du quatorzième siècle, à ses colonnes, s'il y avait eu quelque possibilité de la confondre avec le choléra de l'Inde.

Une première question se présente: le choléra né spon-
tanément dans nos climats, est-il au fond la maladie de
l'Inde, moins la différence du plus ou moins d'intensité,
et la faculté de se propager en même temps à un plus
ou moins grand nombre d'individus? non sans doute.
L'un est presque toujours subordonné à l'influence de
causes locales ou d'écarts de régime ; l'autre en est indépendant, et n'a rien laisser deviner encore de sa cause
première. Celui-là présente les signes les plus évidens
d'une irritation violente de l'estomac et des intestins ,
et doit être placé parmi les phlegmasies , quoique ce
ne soit pas certainement une gastro-entérite ordinaire;
celui-ci a des phénomènes qui lui sont spéciaux, et dont
l'ensemble n'est nullement l'expression d'un état inflammatoire, des caractères étranges et si fortement dessinés, qu'il n'est pas possible de s'y méprendre. Il n'y a,
entre les deux états pathologiques, aucune analogie dans
la nature des matières qui sont vomies ou rendues par
les évacuations alvines, dans la constitution du sang,
dans les résultats que fournit l'examen attentif des lésions
cadavériques Enfin, tandis que le choléra indien épidémique fait le désespoir de la médecine, pendant la
durée de sa saison de progression, celui qu'on voit naître
de loin à loin dans nos climats guérit assez souvent, et
guérit par des moyens dont l'emploi, dans le traitement
de la maladie asiatique, est toujours inutile, pour ne
pas dire pernicieux.

On a vu quelquefois, quoique assez rarement, le choléra épidémique en Europe. Les anciens ne font aucune
mention de cette forme de la maladie qui paraît avoir
été observée pour la première fois par Lazare Rivière,
à Nîmes en 1544. Sydenham, le premier, a donné une

bonne description du choléra épidémique , citée dès-
lors comme un modèle , et que notre tableau reproduit
en entier. M. Desgenettes a fait revivre un tableau fort
complet du même choléra fait par Vander Heyden. On
peut citer encore quelques autres épidémies de choléra
plus ou moins bien caractérisé , celles par exemple
qu'ont décrites Fischer , Augustini , Lentin , Sims et
Vaulevier. On s'est rappelé ce terrible trousse-galant ,
qui , suivi bientôt de la peste , couvrit l'Europe de deuil
de 1528 à 1534 , suivant Mézeray , et qui emporta le
quart de la population (I). Cependant il n'est pas moins
constant qu'avant 1817 les épidémies de choléra avaient
été fort rares en Europe , ordinairement de courte durée, et peu meurtrières. Prenons leurs descriptions telles
qu'elles existent , étudions celle que Sydenham a donnée, et voyons si ce choléra épidémique est bien la maladie asiatique dont l'Europe supporte aujourd'hui les
cruelles atteintes ; quels sont ses symptômes ? les voici :
vomissemens énormes , déjections alvines d'*humeurs
corrompues , violentes douleurs de l'estomac et des
intestins ; distension tympanique de l'abdomen ,* cardialgie , soif , *pouls accéléré et fréquent , et assez souvent petit et inégal , peau tantôt chaude et sèche ,
tantôt baignée de sueur ,* contracture des bras et des

(1) Quelques médecins ont cru retrouver le choléra asiatiqne
épidémique dans l'histoire de l'une des pestes qui ont autrefois désolé Lyon. Si l'on compare les symptômes, si l'on cherche à préciser
le caractère du mal , on ne peut plus s'y tromper , et il devient
évident que la peste dont on parle , n'était ni la maladie asiatique,
ni même le choléra épidémique d'Europe. On n'a jamais vu encore
le choléra à Lyon , et j'ignore d'après quels renseignemens M. Dalmas
a pu dire qu'il s'y était montré , en 1822, avec quelque intensité.
(Du choléra en général, Dictionnaire de médecine, tome VII, page 456,
Paris 1834 *).*

cuisses, défaillance, froid des extrémités. Voilà bien des symptômes qui sont étrangers au choléra asiatique, et combien en présente celui-ci dont on rechercherait en vain l'indication dans la description de Sydenham ! le tableau met en relief les immenses différences qui séparent l'un de l'autre les deux états pathologiques.

Ainsi le choléra asiatique épidémique de Marseille et de Paris, celui qui voyage depuis dix-huit années et désolait naguère Alger et Gênes, est une maladie spéciale, sans analogie avec notre choléra indigène, et avec le choléra qu'on a déjà vu régner en Europe..

Une dernière question d'identité se présente. Ce choléra asiatique de Marseille est-il précisément le même que celui qu'on observe maintenant sur les bords du Gange, son berceau ? En d'autres termes, le choléra indien s'est-il modifié depuis qu'il est parti de Jessore en 1817, et un Marseillais, qui en est frappé aujourd'hui, présente-t-il identiquement les mêmes symptômes qu'un cholérique de Bombay et de Calcutta ? La solution de cette question est donnée par les bonnes histoires qu'ont faites les médecins anglais du choléra endémique de l'Inde. Evidemment la maladie asiatique n'a reçu aucune influence de son contact avec les climats si divers de la Perse, de la Sibérie, de la Russie, de la Pologne, de la Prusse, de l'Angleterre, de la France et de l'Italie : l'un de ses caractères les plus dignes de remarques, c'est, ainsi que la petite-vérole, de se montrer absolument sous les mêmes traits, toujours elle, constamment annoncée par les mêmes signes, à Bénarès, à Calcutta, à Ispahan, à Moscou, à Berlin, à Londres, à Paris, à Toulon et à Marseille (1).

(1) Le choléra sporadique de l'Inde, n'est point, par conséquent, la même maladie que le choléra sporadique d'Europe.

OUVERTURE DES CADAVRES.

On a vu de quels phénomènes s'accompagnait le choléra asiatique de Marseille ; l'analyse de ses signes doit maintenant être complétée par l'étude des altérations des organes que nous avons observées :

Aspect extérieur. Le corps, avant la mort, est plus froid qu'il ne l'est après : sa température, dès que la vie a cessé, s'élève ordinairement d'une manière sensible. Devenu cadavre et soustrait à l'action vitale qui avait produit le refroidissement des parties extérieures, il se met en équilibre avec la température extérieure et avec celle des organes internes. Mais ce phénomène est beaucoup moins remarquable que celui de la concentration considérable et tenace du calorique dans les viscères. La chaleur à l'intérieur du corps est si grande encore douze, quinze heures et même dix-huit heures après la mort, qu'on croirait ouvrir un corps vivant. Rien n'est changé à la cyanose, ainsi qu'à l'expression du visage spéciale au choléra asiatique. Nous avons remarqué sur beaucoup de cadavres la rigidité des muscles, et la saillie sous la peau de leurs contours extérieurs (I).

Cavité du crâne. Les os du crâne se brisent difficilement, et opposent au marteau une résistance extraordinaire, particularité probablement individuelle et sans relation avec la maladie.

Rien d'anormal dans le cerveau ; il est sain, très-

(1) Toutes les ouvertures de cadavres ont été faites à mon ambulance, de ma main ou sous mes yeux, par MM. Colrat, Aillaud et Toulouse.

ferme, et contient, chez quelques sujets, une assez grande quantité de sérosité. Son appareil veineux et les sinus de la base du crâne sont gorgés d'un sang noir. Chez un cholérique, ce liquide coule assez abondamment du vaisseau qui fait communiquer les veines de l'intérieur du crâne avec celles des parties externes. Nous n'avons nullement remarqué la turgescence des artères cérébrales par un sang bleuâtre ou noir. En général, le tissu osseux se montre plus rouge que dans les cas ordinaires.

Intérieur du thorax. Poumons. Leur parenchyme est parfaitement sain, c'est l'état normal le plus complet possible ; nous ne trouvons pas même en arrière l'engorgement cadavérique. Le tissu pulmonaire crépite parfaitement ; il ne nous paraît nullement avoir perdu de son élasticité.

Cœur et gros vaisseaux. Comme la rigidité cadavérique n'a point atteint encore les muscles internes, le tissu du cœur est souple sans être flasque, et chaud encore. Un sang épais, poisseux, et d'un noir luisant, est contenu dans les cavités droites ; les gauches sont vides ou renferment de petits caillots. Rien de particulier sur les plèvres.

Intérieur de l'abdomen. La seule altération un peu remarquable à l'état normal que nous ayons rencontrée, c'est l'engorgement des veines du mésentère ; on eût dit que leurs anses intestinales avaient été injectées avec de la colle bleue. Cependant cet état du système abdominal ne nous semble ni si général ni si prononcé qu'on l'a écrit ; et, en fendant le tube intestinal, nous ne nous apercevons point que la plénitude de ses rameaux veineux ait augmenté l'épaisseur de ses parois. Chez quelques sujets, le paquet des intestins montre à l'extérieur une teinte rougeâtre ; chez d'autres, la membrane muqueuse de l'intestin grêle, surtout auprès du cœcum, nous présente des plaques ovoïdes, alongées, à fond grisâtre, et plus ou moins profondes, que leur état pathologique paraît indiquer comme l'œuvre d'une entérite préexistante. Quelquefois, mais point toujours, assez rarement même, les follicules de Brunner ont augmenté de volume ; très-souvent l'estomac et les intestins, ne laissent apercevoir aucune trace de phlegmasie ; souvent aussi ils contiennent une quantité plus ou moins abondante de la matière blanche particulière, rendue par les selles et par les vomissemens. Leur surface péritonéale est enduite d'une couche légère de matière poisseuse, qui colle l'une à l'autre deux anses d'intestin qu'on a mises en contact, et s'alonge en légers filamens, quand on les écarte avec précaution.

Rien d'anormal dans le foie, l'appareil hépatique, le pancréas et les reins ; mais l'état de la vessie doit être indiqué, car il est constant quand la mort n'est pas survenue pendant la seconde période. Cet organe est si fortement contracté sur lui-même qu'on a peine à le découvrir ; il est vide d'urine ; nous avons fréquemment trouvé dans son intérieur une demi-cuillerée de la matière blanche.

Les altérations organiques du sang, chez le vivant et sur le cadavre, ont été décrites ailleurs.

Il n'y a rien d'anormal dans les nerfs rachidiens ni dans le système nerveux ganglionnaire : une fois seulement nous avons trouvé les ganglions du grand sympathique, et leurs filets de communication plus consistans et d'une couleur plus rougeâtre qu'ils ne le sont dans les cas ordinaires ; mais le cholérique, dont nous

faisions la nécropsie, était un jeune homme d'une constitution athlétique.

Comment interpréter maintenant et les altérations
organiques du sang chez les cholériques, et les phénomènes de la maladie? quelles données fournit leur étude
à la détermination de la nature du choléra asiatique?
Aucune. Mais si on ignore à peu près complètement
en quoi consiste cet état pathologique, on peut dire du
moins ce qu'il n'est pas : ce n'est ni une asphyxie, ni
une gastro-entérite, ni une paralysie de la peau, ni une
maladie du principe nerveux, ni une affection spéciale
du nerf tri-splanchnique. Toutes ces manières diverses
d'interpréter les symptômes ont un même vice radical,
l'absence de preuves suffisantes ; ce sont des conjectu-
res qui se détruisent les unes par les autres. Si quelques
faits paraissent appuyer chacune de ces doctrines, ils
ne sont chez toutes, ni assez prouvés, ni assez nombreux, pour fournir les élémens d'une démonstration.
On a expliqué le choléra asiatique par l'action d'un
courant électrique qui sépare brusquement les fluides
des solides du corps de l'homme, par un changement de
polarité, et une nouvelle direction donnée à l'électri-
cité. Cette opinion, sur la cause du choléra asiatique,
n'est qu'une hypothèse ingénieuse, sans doute, mais
impuissante pour rendre raison des faits, et établie
d'ailleurs sur des données qui auraient elles-mêmes
grand besoin de preuves.

NATURE ET MODE DE PROPAGATION.

Un autre sujet d'étude se présente ; comment le choléra est-il revenu au mois de juillet, à Marseille ? et de quelle manière s'y est-il propagé ?

Sa cause première est celle qui donna naissance à l'épidémie, à Jessore, en 1817 ; nous n'avons pas à nous occuper de ce problème. Une fois produite, comment la maladie s'est-elle répandue de l'Inde à Marseille ? Si nous n'avons pas un grand nombre de données positives sur les moyens de propagation du fléau asiatique, du moins en possédons-nous de négatives, et c'est déjà quelque chose. Ainsi l'observation et une saine critique ont anéanti les hypothèses, qui rendaient raison du phénomène si étrange et si terrible de la marche du choléra des bords du Gange vers nos contrées, par la conjonction des planètes, l'approche d'une comète, de grandes perturbations météorologiques, des animalcules vivans et insaisissables dans l'atmosphère, des modifications souterraines du globe, l'altération des eaux. Toutes ces explications n'expliquaient rien ; toutes avaient le grand inconvénient de manquer de preuves, et, quand elles paraissaient s'appuyer sur des faits, d'être démenties par d'autres en bien plus grand nombre. Pourquoi le choléra asiatique a-t-il, sur son passage, épargné Lyon, qui lui promettait une si riche moisson de victimes, et s'est-il montré à Marseille, puis à Toulon, et à Marseille une seconde fois, après avoir, pendant trois mois, délivré cette grande ville de sa présence ? Nous l'ignorons. A-t-il été contagieux dans Marseille ? est-ce par la contagion qu'il s'y propageait ? Mais si tel était son caractère, il a dû nécessairement en présenter un semblable pendant la durée entière de son long voyage. Caractérisé dans toutes ses stations par un état pathologique invariablement le même, il faut qu'il se soit constamment communiqué d'un lieu à un autre par un même mode. Son agent de propagation n'est certainement ni un virus, ni des miasmes contagieux, dégagés par le corps des malades; il n'y a pas la moindre analogie entre la manière dont le choléra se communique, et celle qui est propre aux seules maladies bien décidément contagieuses, la rage, le vaccin, la gale, la syphilis, la variole, et peut-être encore la peste. Ce n'est pas davantage celle de la rougeole et de la scarlatine; la production et le développement épidémique de ces maladies, sont subordonnés partout à l'action de causes locales, dont le choléra asiatique s'est constamment montré fort indépendant. L'isolement garantit à coup sûr du typhus, il ne préserve nullement de la maladie de l'Inde. Quand les fièvres typhoïdes contagieuses éclatent dans un lieu où sont entassés un grand nombre d'hommes, dans un hôpital encombré par exemple, elles se communiquent à quiconque se met en contact avec les malades. On connaît les lois invariables de leur naissance et de leur propagation; or, ces lois sont absolument étrangères au choléra asiatique: que serait donc une contagion qui ne ressemblerait à aucun des modes de contagion définis et connus? Laissant aux ouvrages spéciaux la discussion de la théorie du mode et de l'agent de propagation du mal indien, nous nous bornerons à énoncer ce fait incontesté: le choléra ne s'est point introduit dans Marseille par contagion, et il n'y a point montré un caractère contagieux.

L'épidémie, du reste, n'a respecté ni sexe, ni professions, ni conditions sociales; on l'a rarement vue chez les enfans. C'est parmi les classes laborieuses qu'elle a fait le plus de victimes, et il ne pouvait en être autrement. D'une part, en effet, le plus grand nombre des émigrans appartenait à la classe aisée; de l'autre, c'est parmi les ouvriers que se rencontre spécialement l'oubli des conditions hygiéniques, ou l'impossibilité d'y obéir. La plus importante de ces conditions, celle qui exerce le plus d'influence sur la conservation de la santé publique et sur la prolongation de la vie moyenne, c'est sans contredit l'aisance. Quoique les travailleurs de Marseille soient dans une position plus stable et meilleure que ceux de Lyon, ils ne possèdent pas cependant tous ces moyens de rendre l'existence facile et commode dont l'opulence dispose. Il en est aussi parmi eux qui sont nourris d'alimens peu salubres, mal vêtus, et dont l'habitation manque d'air et de lumière : chez eux, enfin, comme chez leurs camarades de tous les pays, rien n'est plus commun que le goût désordonné du vin, et les écarts de régime.

Nous n'avons rien à dire du pronostic de la maladie, il était très-fâcheux à Marseille comme il l'était ailleurs. Peu de malades ont guéri pendant la saison de progression; l'on a vu alors la mort survenir quatre heures, trois heures, et même deux heures après l'invasion. Pendant la décroissance, il n'en était pas ainsi; alors la maladie durait plusieurs jours, et les convalescences devenaient de plus en plus communes; alors encore, dans les cas de choléra très-graves, la mort avait lieu assez rarement avant la huitième ou la dixième heure après l'apparition des premiers symptômes.

Traitement. Par quels médicamens avons-nous combattu le choléra asiatique, quelle méthode thérapeutique nous a réussi, avons-nous été plus heureux que nos
devanciers dans son traitement? Nous eussions désiré
pouvoir nous éviter de répondre à ces questions.

Lorsque le choléra asiatique n'existe encore que dans
ses préludes, ou, pour parler un langage plus exact,
quand la diarrhée ou la cholérine annonce l'imminence ou la possibilité de son apparition, les secours de
la médecine sont très-efficaces ; ils préviennent le mal que
plus tard ils ne sauraient arrêter. Ainsi donc il importe
essentiellement de faire cesser la cholérine ou la diarrhée le mieux et le plus promptement possible ; on
y parvient, en général sans difficulté, au moyen des évacuations sanguines locales sur le trajet du colon et à l'a-
nus, des boissons gommeuses, des opiacés, des lavemens émolliens laudanisés et de la diète. La puissance
de cette médication est très-connue.

Mais le choléra asiatique est bien confirmé, mais l'é-
pidémie est en progression, que faire alors?

L'immense multitude des méthodes qui ont été pro-
posées et abandonnées tour-à-tour, décèle déjà la
pauvreté de l'art. Nous nous abstiendrons de la no-
menclature de ces vains essais thérapeutiques ; de toutes les pages de nos livres, les plus inutiles sont celles
qui traitent des moyens de guérir le choléra asiatique.

Bornons-nous à dire qu'il n'est pas peut-être un seul
médicament connu en matière médicale dont on n'ait
tenté l'emploi ; pas une seule médication empirique à
laquelle on n'ait eu recours ; pas un seul agent de perturbation des forces vitales et de l'organisme, rationnel

5

ou non, qui n'ait été expérimenté; tout a été essayé, rien n'a réussi.

Il ne pouvait entrer dans la pensée du président de la commission lyonnaise de recommencer ces désolantes épreuves; les méthodes de traitement qu'il a employées ont été seulement celles dont il pouvait espérer quelque chose.

La thérapeutique du choléra asiatique la plus rationnelle consiste à remplir ces indications, quand il y a quelque possibilité de le faire: 1° rendre au sang appauvri de ses sels, de son sérum et de son oxigène, sa constitution normale; 2° arrêter la concentration morbide des mouvemens organiques de l'extérieur à l'intérieur (période algide); provoquer le mouvement en sens inverse, c'est-à-dire la réaction; 3° modérer cette réaction et empêcher qu'elle ne se termine par l'une de ces phlegmasies consécutives qui en sont le danger.

Vingt-deux fois, sur soixante et quatorze cas, l'injection de substances salines dans les veines a réussi (on ne dit pas pendant quelle saison de l'épidémie); voici les proportions : *hydrochlorate de soude, trois gros; carbonate de soude, un scrupule; eau, cinq à six livres.* Ce mélange, mis à la température du sang, est injecté once par once, la dose varie de six à trente livres et plus. Le président de la commission lyonnaise s'était proposé de répéter ces expériences sur une grande échelle, et même celles de Dieffenbach sur la transfusion du sang chez les cholériques. Des considérations relatives à l'exaltation morale de la population de Marseille ne le lui ont pas permis, et il s'est abstenu, à regret, d'essais dont la responsabilité grave eût inévitablement pesé sur lui et sur ses compagnons. C'est en lavemens qu'il a employé les substances salines.

Il n'espérait rien de l'inspiration par les malades du gaz oxigène; cette méthode de traitement, employée ailleurs avec beaucoup de soin et de persévérance, avait toujours complètement échoué.

De ce qu'un cholérique a survécu, il ne faut pas conclure que le médicament dont il a fait usage guérit du choléra asiatique. Cette remarque a un grand poids; en effet, les nombreuses méthodes de traitement dont les médecins ont fait usage, les médications par le froid, par l'eau chaude, par les stimulans diffusibles, par les purgatifs, etc., etc., comptent toutes des cas de succès au déclin de l'épidémie. Mais leur action, toujours problématique, manque très-souvent son effet, précisément dans les mêmes circonstances où elle avait paru heureuse d'autres fois; dès lors, quelle confiance peuvent-elles inspirer? Si la médecine est d'une si faible ressource pendant une épidémie de choléra asiatique, ce n'est point parce qu'elle est pauvre en moyens de guérison, c'est parce qu'elle en possède un beaucoup trop grand nombre. Un seul fait ou un petit nombre de faits ont peu de valeur en thérapeutique; pour en déduire une conséquence, il faut qu'ils aient été constatés d'abord, répétés ensuite, et que, dans des circonstances données, le médicament nouveau ait agi constamment de la même manière. La thérapeutique positive ne peut pas avoir une autre logique.

La commission lyonnaise a fait un usage fréquent de l'ipécacuanha, à la dose de quinze à dix-huit grains, pendant la période algide, et le plus près possible de l'invasion. Quelques malades ont paru s'en trouver bien, beau-

coup d'autres n'en ont éprouvé aucun effet avantageux ;
on ne saurait donc compter beaucoup sur l'emploi de ce
vomitif.

J'espérais dans le tartre stibié donné à très-haute dose,
dès le début des accidens ; cette médication perturba-
trice, largement employée et soutenue avec énergie, me
paraissait être un moyen puissant, pour rompre le mouvement organique de concentration de la chaleur et des
forces de l'extérieur à l'intérieur. Mais ce que la théorie
promettait, l'expérience ne l'a pas tenu ; quatre fois j'ai
donné à des cholériques le tartre stibié à la dose de
trente, trente-cinq et même quarante grains ; ce médicament ne modéra ni n'augmenta les vomissemens, et les
quatre malades moururent.

Quelle méthode était plus rationnelle que les bains de
vapeur, à un haut degré de température, pour obtenir
le mouvement de réaction et rappeler à la peau le sang,
la chaleur et une transpiration abondante ? ils ont cependant échoué presque constamment, et la même observation s'étend à toutes les manières d'appliquer
le calorique sur la surface tégumentaire. Aujourd'hui
des succès, demain des revers, et souvent les uns et les
autres à la fois dans une même salle d'hôpital, sans
qu'on puisse rattacher cette différence à une loi pathologique.

Nous n'avons point assez essayé l'emploi du charbon
animal, pour nous faire une opinion positive sur son degré d'efficacité.

On se tromperait fort, et l'on nous aurait mal compris,
si l'on tirait de ces remarques sur la vanité des promesses
de la thérapeutique, cette conséquence que tous les
cholériques doivent nécessairement mourir. Plusieurs

échappent, même pendant la saison de progression du choléra ; beaucoup parviennent à la convalescence et se rétablissent parfaitement dans la saison de décroissance. Nous n'établirons qu'un fait, c'est l'impossibilité où se trouve maintenant la médecine, quand un choléra grave a guéri, de dire pourquoi le malade n'est pas mort, et celle d'en faire honneur à une méthode quelconque.

Le traitement dont l'usage nous a paru coïncider avec le plus grand nombre de succès consistait dans l'emploi simultané des moyens suivans : I° boissons à la glace, introduction dans la bouche de petits morceaux de glace, aspersions d'eau froide, bains froids ; 2° lavemens salins et froids ainsi composés : *hydrochlorate de soude,* deux onces ; *carbonate de soude,* deux onces ; *eau,* deux onces : répétez (I) ; 3° frictions avec l'ammoniaque, l'huile camphrée, etc., faites doucement sur les mollets, sur les cuisses et la région du cœur, avec la précaution importante de ne point ébranler le malade par de fortes secousses ; 4° application sur l'épigastre de ventouses scarifiées largement : répétez ; 5° administration à l'intérieur, quand les vomissemens et les évacuations alvines se succédaient avec une grande fréquence, de pilules composées chacune d'un grain de nitrate de bismuth, et d'un quart de grain d'extrait de belladone. Ce dernier

---

(1) M. Sue se trouvait très-bien, à Marseille, de l'emploi d'un lavement composé d'une demi-once à une once de sulfate de soude, et d'un demi-gros à un gros de chlorure de sodium.

Le chlorure de sodium pur, par absorption pulmonaire, c'est-à-dire, inspiré à une température de 50 à 55° Réaumur, et à la dose d'une once de chlorure de soude, versé par gros, toutes les minutes, a été conseillé récemment comme un moyen thérapeutique, mais tout le bien qu'on en a dit est encore à démontrer.

moyen nous a paru digne de confiance ; employé neuf fois consécutivement à l'ambulance de la rue Turenne, il n'échoua jamais.

Telles ont été les bases du traitement que j'ai suivi ; j'insistais suivant les cas, tantôt sur les ventouses, tantôt sur les frictions, tantôt sur les lavemens salins, et sur les révulsifs toujours, dès que la réaction commençait à poindre. Quand celle-ci s'était établie, la médecine reprenait son empire, et j'agissais suivant les indications. Ainsi à l'irritation gastro-intestinale, annoncée par de vives douleurs au bas ventre, la force et la dureté du pouls, la rougeur de la langue, j'opposais l'emploi énergique des sangsues sur l'abdomen, les boissons froides, et les gommeux à l'intérieur. Si le malade se plaignait d'une céphalalgie intense, et avait les capillaires sanguins du visage injectés, le pouls tendu, vibrant, la peau chaude et sèche, je prescrivais, pour combattre la congestion cérébrale, une ou plusieurs saignées de bras, une ou plusieurs applications de sangsues au cou, la révulsion faite énergiquement sur les jambes ou sur les pieds, l'eau de guimauve pour tisanne, et quelquefois de légers purgatifs. Les médications étaient réglées sur les symptômes que présentaient les malades pendant cette période de réaction, c'est tout ce qu'il est convenable d'en dire.

L'ambulance du boulevart Dugommier avait été fermée, faute de malades, quelques jours avant le départ de la commission lyonnaise ; nous avons laissé vingt-cinq convalescens dans celle de la rue Turenne, et ce chiffre n'est pas à beaucoup près celui de tous nos cholériques dont la santé s'est rétablie. On lira bientôt les observations d'hommes sortis très-bien portans de nos salles, après nous avoir présenté les symptômes les plus graves de la maladie asiatique, la cyanose, l'asphixie artérielle, les vomissemens de matière blanche, le retrait du tissu cellulaire des orbites, etc., et cependant, malgré ces résultats, nous ne nous flattons pas d'avoir combattu avec succès un seul choléra grave. Nous n'avons pas guéri, mais nous avons vu des malades guérir ; aucun médecin ne nous paraît encore avoir été plus heureux que nous.

Faut-il donc en conclure que la médecine est entièrement impuissante, pendant une épidémie de choléra ? Est-il toujours inutile d'appeler le médecin, et sa présence ne saurait-elle jamais apporter aucun bien aux malades? Je n'ai pas dit cela. Lorsque la maladie n'existe encore que dans ses préludes, quand elle s'annonce par ses avant-coureurs ordinaires, la diarrhée, la cholérine, les secours offerts par la médecine ont une grande action. Ils sont un préservatif du choléra presque certain et c'est déjà quelque chose. Telle indisposition grave, dont la maladie de l'Inde eût été la suite probable, guérit par l'action d'un traitement rationnel ; tout dépend donc de ces premiers instans. Mais plus tard encore, et quand l'épidémie est dans sa saison ascendante, le médecin peut rendre de grands services, en distinguant du choléra légitime les états pathologiques qui le simulent, en rassurant le moral des populations par son exemple et son dévoûment, en soulageant les malades, en tirant parti, dans l'intérêt de la guérison, de toutes les chances que la marche des symptômes peut présenter à une thérapeutique intelligente. Plus tard, quand l'épidémie entre dans sa saison de décroissance, et à toutes les phases de ce fléau, lorsque la réaction se prononce , il retrouve toute sa puissance et rencontre de fréquentes occasions d'être utile. Bien plus que tout autre , le médecin peut fournir d'utiles renseignemens à l'autorité , pendant l'imminence d'une épidémie de choléra asiatique , et contribuer à une bonne organisation des secours publics. Sa seule présence est une consolation pour le malade; l'agonisant, qui espère, ne se sent pas mourir.

Oui , jusqu'à présent , on n'a pu trouver contre le choléra asiatique un médicament spécifique , une méthode de traitement rationnelle et heureuse dans la plupart des cas ; mais pourquoi déshériter l'avenir de cette découverte? Chaque station du choléra , dans les diverses contrées de l'Europe , fournit une ligne à son histoire ; qui sait le parti que nos successeurs pourront tirer un jour de toutes ces observations et de toutes ces idées maintenant éparpillées , quand ils auront pu les coordonner? Le choléra asiatique n'avait jamais été vu en Europe, il est pour nous une maladie née d'hier , nous ne l'étudions que depuis un espace de temps bien court , dix-huit années; cette épidémie n'est pas même terminée encore , elle poursuit sa marche en Italie , et voyagera peut-être encore long-temps avant de s'épuiser; faut-il donc s'étonner beaucoup du peu de certitude de notre science sur sa nature et sur l'art de la guérir? Ce ne fut qu'un demi-siècle après son explosion en Europe , que la syphilis fut bien connue des médecins, et l'on attendit long-temps les lois de l'administration du mercure ; qui ne sait combien de siècles se sont écoulés entre l'époque de l'apparition de la petite-vérole , sous notre zône tempérée , et la découverte de la vaccine ? Continuons donc à observer, et espérons.

TRAITEMENT

DU CHOLÉRA PAR L'HOMOEOPATHIE,

A MARSEILLE.

Je demandais à l'auteur d'un ouvrage très-bien raisonné et très-complet sur le choléra-morbus (I), pourquoi il n'a fait aucune mention du traitement de cette épidémie, par les procédés homœopathiques ; M. Dalmas me répondit qu'il s'était cru dispensé de le faire, tant il avait vu la doctrine d'Hahneman décréditée en Allemagne, et son application à la guérison de la maladie de l'Inde, tombée dans un profond oubli. Quelques-uns de mes lecteurs penseront aussi peut-être que j'aurais bien fait d'imiter la réserve de ce médecin ; plusieurs raisons ne me l'ont pas permis.

Aucun des membres de la commission lyonnaise n'avait de préjugés contre l'homœopathie ; nous désirions tous la voir appliquée au traitement d'une maladie que les méthodes ordinaires ne pouvaient combattre avec succès, et, appelés à Marseille, non pour nous borner à étudier l'épidémie, mais pour donner nos soins aux malades, il était de notre devoir d'essayer tout ce qui nous était présenté comme un moyen de guérison.

Je ne me ferai pas juge entre les médecins et les homœopathes, voici cependant une considération générale qui peut être appliquée à la question.

Il n'est pas de système en médecine, si déraisonnable qu'il soit, qui n'ait pour principe une idée progressive,

(1) Article *choléra épidémique*, du Dictionnaire de médecine, en vingt-cinq volumes, tome 7, *Paris*, 1834.

bonne en elle-même, mais devenue une source abondante d'erreurs, par la trop grande extension qu'on lui a fait prendre. Sous ce rapport, toute doctrine nouvelle est un pas en avant, et celle d'Hahneman ne fait certainement pas exception ; il ne s'agit que d'isoler des rêveries des homœopathes la donnée neuve et féconde peut-être en bons résultats, sur laquelle repose l'homœopathie. Tout n'est pas déception et folie dans cette théorie, et elle ne passera pas tout entière ; il en restera, entre autres vérités plus ou moins utiles, la démonstration du peu d'inconvéniens de nourrir d'alimens stimulans beaucoup de convalescens et quelques malades, ainsi que celle de l'action quelquefois réelle, quoiqu'on en dise, de certaines substances médicales données à très-petites doses. Nier absolument et dans tous les cas, tous les faits homœopathiques, ce n'est peut-être guères moins se placer en dehors du vrai que ne le font les illuminés les plus fervens de la doctrine d'Hahneman, quand ils racontent leurs miracles à la crédulité de leur public (I).

(1) Le choléra faisait des victimes par milliers, à Toulon, à Marseille, à Coni ; il sévissait avec une effroyable intensité à Alger et à Gênes ; comment les homœopathes, qui se donnent pour les patriarches de la nouvelle doctrine, ne se sont-ils pas rendus avec empressement, dans ces foyers d'infection, afin d'y faire l'application de ces principes dont ils promettaient tant de merveilles ? Le sort des populations entières est dans leurs mains ; ils possèdent un traitement unique et infaillible du choléra épidémique, et quand il dépendrait d'eux d'arracher chaque jour à la mort une multitude de cholériques, ils se bornent à faire des brochures, des lettres dans les journaux politiques, et à couvrir les rues et les places publiques de leurs affiches ! L'un d'eux répondait à cette observation, qu'il ne pouvait se dérober à la confiance de milliers de malades dont il était la consolation et l'espoir ; s'il eût rempli la mission que l'humanité et l'intérêt de sa doctrine lui imposaient, sa courte ab-

Le lendemain du jour de l'arrivée à Marseille de la
commission lyonnaise, je me mis en rapport avec l'homœopathe, qui représentait la doctrine nouvelle dans
cette ville. Il me parla de ses succès, et offrit de me
lire les observations qu'il avait recueillies. « J'écouterai
« très-volontiers cette lecture, lui dis-je, mais permet-
« tez-moi de vous demander si l'état de la plupart, ou
« de quelques-uns de vos malades, a été préalablement
« constaté par d'autres médecins. Votre bonne foi ne
« m'inspire aucun soupçon, mais il m'est permis de
« vous considérer comme un homme prévenu, et vous
« parlez d'ailleurs dans votre propre cause. Un fait,
« en matière scientifique, n'a de valeur que lorsqu'il
« a été constaté ; il peut toujours être mis en question,
« s'il n'a pour lui que l'autorité d'un témoignage. »
Aucun des cholériques de l'homœopathe n'avait été vu
par des médecins. « Avez-vous, parmi vos cas de

sence eût été un malheur que les populations éplorées auraient eu,
sans doute, le courage de supporter.

La conduite des homœopathes du premier rang, en présence des
épidémies du choléra, me rappelle involontairement celle de mon
héroïque ami, le docteur Chervin, parcourant à ses frais, pendant
dix ans et en face des plus grands dangers, le littoral de l'Amé-
rique, pour examiner et décider la question si controversée,
de la contagion de la fièvre jaune. Apprenait-il qu'une épidémie
meurtrière venait d'éclater dans l'une des villes de l'Union, il se
hâtait de s'y rendre, et se dévouait à l'observation des malades, sans
se laisser détourner un instant de sa noble tâche, par aucune considération de sécurité ou d'intérêt personnel. Chervin n'a point hésité
de faire à la démonstration d'une vérité scientifique le sacrifice de
son patrimoine et de tout son avenir ; il avait compté sur une riche
moisson d'honneur, elle ne lui a pas manqué.

On annonce un *congrès* des homœopathes à Paris ; le seul lieu
où ils pouvaient décemment se réunir, c'était Gênes ou Alger, c'était
une ville frappée à un haut degré par le choléra épidémique.

« guérison, lui demandai-je, quelques exemples de
« choléra bleu, avec l'asphyxie artérielle, et les vomis-
« semens de matière blanche spéciale? » Huit ou dix,
me répondit-on; c'était bien peu pendant la durée de
l'épidémie, où le nombre des malades avait dépassé
plusieurs milliers.

Deux homœopathes venus, l'un de Paris, l'autre de
Lyon, s'étaient rendus en même temps que nous à Marseille, pour faire au choléra l'application de leur doctrine; cette démarche annonçait en eux le désir de connaître la vérité. Les observations dont on m'avait offert
la lecture, ne pouvaient être admises comme élément
de conviction au procès qui allait s'ouvrir, mais il était
facile de recueillir des faits nouveaux. J'offris aux
homœopathes de mettre une ambulance à leur disposition.

Refusée d'abord verbalement, ma proposition fut
le lendemain acceptée par écrit; il ne s'agissait plus
que de s'entendre sur la nature des cas cholériques
dont l'ambulance homœopathique devait se composer.
Au moment où s'ouvrait ce débat, l'épidémie avait
beaucoup perdu de sa force, et le chiffre des choléras
légers ou avortés l'emportait, dans une grande proportion, sur celui des choléras graves, c'est-à-dire cons-
titués de tous leurs élémens. Je me réservai le choix
des malades, on me refusa cette condition et les
épreuves n'eurent point lieu. Quelques jours après,
l'un des homœopathes demanda une ambulance à l'administration municipale, qui ne l'accorda point; déjà
les secours suffisaient, et chaque jour voyait décroître
le nombre des cholériques.

Tel est l'exposé des relations qui ont eu lieu à Marseille, entre les médecins de la commission lyonnaise et les homœopathes. Ceux-ci se sont plaints de la clause formelle que j'avais formulée; je voulais, ont-ils dit, leur imposer des malades *choisis*, c'est-à-dire dans un état désespéré.

Il faut bien exposer mes motifs; je soumets leur appréciation au jugement des hommes impartiaux de toutes les doctrines, et à la conscience des homœopathes eux-mêmes.

De quoi s'agissait-il? d'éprouver une doctrine et une méthode de traitement nouvelles; de déterminer positivement leur degré d'action, et de les comparer, l'expérience faite, à d'autres doctrines, à d'autres méthodes de traitement. Il est évident qu'il n'aurait pas fallu choisir la saison de la décroissance du choléra pour le temps des épreuves, puisque alors les méthodes de traitement les plus diverses comptaient des succès dans une proportion à peu près égale. Que vingt malades soient confiés à un homœopathe pendant cette période de déclin de l'épidémie, il pourra fort bien en conduire seize à la convalescence, mais devra-t-il en conclure, dans une acception absolue, que l'homœopathie guérit quatre cholériques sur cinq? non sans doute. En effet, au même temps où l'homœopathe recueille ses observations, c'est-à-dire pendant la saison de décroissance, seize malades sur vingt guérissent aussi ailleurs par l'emploi des ventouses scarifiées, ou par celui des affusions froides. Alors les méthodes de traitement les plus variées obtiennent aussi des guérisons dans la proportion de quatre sur cinq; les faits, dans cette circonstance donnée, ne prouvent donc rien ni pour les unes ni pour les autres.

Il est cependant possible encore de comparer; beaucoup de malades, pendant la saison de décroissance, sont encore dangereusement atteints et présentent ce choléra grave , c'est-à-dire , constitué de tous ses élémens, qui est si commun pendant la première saison. Ceux-là sont les seuls sujets possibles d'expériences ; pour eux en effet toutes les méthodes de traitement échouent. L'impuissance de la médecine ainsi présumée, la doctrine qui affecte la prétention de guérir a précisément le champ de bataille qu'elle attendait, et ne saurait en demander un autre. Les cholériques que je désignais à l'homœopathie n'étaient pas , comme l'ont dit les homœopathes , des mourans, des malades déjà traités sans succès par d'autres méthodes et arrivés à un état désespéré ; c'étaient des cholériques tels qu'ils sont presque tous avant la décroissance de l'épidémie, des malades au début de leur choléra, et qui, pour la plupart, devaient vivre douze heures et plus. Ainsi , en refusant de les accepter pour sujets d'épreuves, les homœopathes de Marseille déclaraient implicitement qu'ils n'osaient compter sur l'efficacité de leur méthode pendant la durée entière de la saison de progression de la maladie ; c'était annihiler entièrement son action. Qu'au début du choléra épidémique dans une grande ville , des ambulances leur soient données sans choix parmi les malades, rien de plus juste ; alors, en effet, les conditions et les chances sont les mêmes pour toutes les méthodes de traitement. Mais au déclin du fléau épidémique, si l'homœopathie est admise à faire ses preuves dans un hôpital, sans distinction de cas, il ne peut lui être permis de se faire un titre

des résultats qu'elle aura obtenus , que sous la condition expresse d'enregistrer aussi ceux dont aura été suivi
l'emploi des autres méthodes de traitement , à la même
époque et pendant le même espace de temps , ce qu'elle
se garderait bien de faire. Lorsque j'appelais les homœopathes à faire l'application de leur doctrine sur des malades choisis , c'est-à-dire sur ces cholériques qu'on
apportait encore dans mon ambulance, frappés du fléau à
un haut degré d'intensité , on comptait un très grand
nombre de guérisons dans les salles de MM. Cauvières et
Pinel à l'hôtel-dieu, et dans les miennes ; nous gué-
rissions tous beaucoup alors. Quels malades pouvais-je
donc confier aux essais de l'homœopathie? ceux-là seuls
évidemment que je n'espérais pas pouvoir sauver , car
je n'avais pas besoin d'elle pour les autres.

Les homœopathes de Marseille osèrent cependant
aborder le traitement de deux cholériques, chez lesquels
l'épidémie se présentait avec les graves symptômes qui
la caractérisent à son début ; les deux malades moururent en très-peu d'heures. Comme je n'ai pas été témoin
de ces faits, je les cite sans garantir autre chose que
la mort des deux cholériques et leur traitement par l'homœopathie.

Il n'est pas venu à la connaissance des médecins de
Marseille et à la mienne, qu'un seul cholérique cyanosé
ait été guéri par la méthode homœopathique. Radicalement inactive pendant la saison de progression du fléau ,
c'est-à-dire précisément alors qu'elle est appelée à prouver sa supériorité par ses œuvres, elle n'a pas plus d'efficacité au déclin de l'épidémie contre le choléra grave ,
et, dans les cas de choléra léger ou incomplet elle ne

possède aucun avantage sur les méthodes ordinaires de traitement.

On a parlé très-souvent de ses prodiges dans des contrées que le choléra ravageait, à Toulon, par exemple ; mais dès qu'il était question de constater les faits, dès qu'on interrogeait des témoins, des hommes compétens, des médecins impartiaux, ce merveilleux disparaissait, et, de ces myriades de cas de succès, il ne restait pas une seule observation de guérison constatée dont l'homœopathie eût le droit de se prévaloir. Quand elle avait guéri, d'autres méthodes de traitement guérissaient aussi (I).

L'épidémie de Marseille présente un grand intérêt d'actualité ; ici le fait est patent, on ne peut l'éluder ; malades, médecins, témoins sont-là , et il n'est pas au pouvoir des homœopathes de se soustraire à cette question : « Guérissiez-vous à Marseille lorsque l'épidémie , parcourant sa période ascendante , enlevait chaque jour des centaines de victimes ? Ces succès si grands, dont parlent vos livres, les avez-vous obtenus , et ces magnifiques promesses, que vous faites sans cesse à un public incompétent pour vous juger, les avez-vous remplies ? »

(1) Ces nombres prodigieux de guérisons prouvent au reste bien peu de chose, pour ceux qui connaissent le laisser-aller des homœopathes, en matière de chiffres. Un de ces guérisseurs avait gravement affirmé, dans l'une de ses brochures-annonces, que, depuis quelques années, cinquante mille malades proclamaient les bienfaits de l'homœopathie (c'est à Bordeaux, je crois). Comme on lui faisait observer que cette quotité dépassait de beaucoup le nombre total des malades, pendant le temps qu'il désignait : « J'avais eu « d'abord l'intention de mettre vingt-cinq mille, répondit-il, mais , en conscience , ce n'eût pas été assez. »

L'expérience a répondu non : Marseille entier peut attester l'impuissance radicale de l'homœopathie (I).

Vivement contrariés par la trop grande évidence de ce fait, des homœopathes, pour y échapper, changeaient la position de la question, et m'écrivaient en ces termes : « Vous proposez à l'application de notre mé-« thode des malades *choisis*, des malades qui présen-« teront réunis ces graves symptômes : les crampes « violentes, les vomissemens de matière blanche, le

(1) Cette observation s'applique aux deux invasions du choléra. Des homœopathes ont dit : « Mais pour qu'il nous eût été possible de « guérir des cholériques, il aurait fallu en avoir, et vous vous étiez « emparé de tous ceux qui se présentaient dans les bureaux de « secours. » De courtes observations feront apprécier cette réponse. D'abord, l'un de ces guérisseurs exploitait fort librement Marseille, depuis dix mois ; s'il eût sauvé seulement deux malades bien décidément cholériques, son succès aurait eu le plus grand retentissement ; or, aucun médecin (nous en avons interrogé beaucoup) n'a entendu parler de ses cures. Mais quand même les membres de la commission de Lyon auraient eu la faculté d'intercepter toute communication entre les cholériques des bureaux de secours et les homœopathes, (supposition inadmissible), était-il aussi en leur pouvoir d'écarter de ces MM. la confiance des malades de la ville ? Les journaux n'ont-ils pas été remplis de lettres, dans lesquelles l'un des nouveaux Esculapes annonçait au public, et son arrivée et l'infaillibilité de sa méthode ? Persuadé qu'on ne réussit jamais mieux qu'en faisant soi-même ses affaires, celui des homœopathes qui réside à Marseille, ne distribuait-il pas, de sa main, ses annonces dans la rue (il ne nous a point oubliés), et ne lisait-on pas en grosses lettres son adresse au bas de l'imprimé? Est-ce donc à nous que les deux délégués de l'homœopathie, à Marseille, doivent s'en prendre du profond délaissement auquel une population, obstinée à ne les point écouter, les a condamnés?

Je regrette vivement d'être obligé, par la nécessité de la défense contre des attaques peu décentes, de réfuter des allégations qui ne méritaient pas, peut-être, l'honneur d'une mention dans un écrit grave : M. Dalmas avait raison.

« froid glacial des mains, l'asphyxie artérielle et la
« cyanose ; ne trouvez pas mauvais que nous refusions ;
« ce sont des moribonds que vous nous présentez.
« L'immense avantage de l'homœopathie, c'est précisé-
« ment de prévenir le développement de ces sinistres
« phénomènes ; elle guérit en arrêtant le mal dans sa
« source. »

A la bonne heure, mais l'ensemble de ces symptômes, les crampes, les vomissemens de matières blanche, le froid glacial de la peau, l'asphyxie artérielle
et la cyanose, c'est là précisément ce qu'on appelle
le choléra, et il n'y a pas de cholériques sans ces
phénomènes. On les voit se développer avec une
effroyable célérité, en quelques heures, en une heure
même, au début de l'épidémie ; alors, grand nombre
d'individus deviennent bleus presque au moment même
où ils sont frappés, et chez d'autres la chute du pouls
est instantanée. Voici donc l'immense majorité des
malades rejetée en dehors des conditions de succès du
traitement homœopatique.

Veut-on dire que la méthode la plus sûre de prévenir
le choléra c'est de guérir ces diarrhées dont il est si
souvent précédé ; d'accord, mais la médecine l'a pro-
clamé cent fois avant l'homœopathie, et elle dispose
pour atteindre ce but de moyens d'une efficacité
éprouvée.

Quelle conclusion faut-il déduire de ce qui précède ?
la voici : « L'homœopathie a été complètement impuissante pendant l'épidémie de Marseille aux mois de juillet-août 1835, et les seuls malades cholériques qu'elle
se soit alors chargée de guérir, ce sont ceux qui n'a-
vaient pas le choléra.

TABLEAU OFFICIEL DES DÉCÈS

Causés, à Marseille „par le choléra asiatique, depuis le 4 juillet 1835, immédiatement avant l'explosion de l'épidémie, jusqu'au 31 août, même année, époque avancée de son déclin.

Le tableau que je publie ici a été rédigé d'après un dépouillement fidèle des registres de l'état civil ; cependant on ne peut pas lui accorder une confiance absolue, il ne donne pas avec exactitude le chiffre de la mortalité cholérique. En effet, la mortalité moyenne, à Marseille, celle qui est le résultat des décès ordinaires, ne dépasse pas le chiffre 12, et pendant la durée d'une épidémie elle doit être abaissée au moins à 10. Cependant on voit l'état civil l'élever fréquemment, dans le tableau, aux nombres 17, 21, 26, 29, 30, 33 et même 37 ; pour avoir le chiffre vrai, il faut donc ajouter aux décès cholériques ce qui, dans ces nombres, dépasse le chiffre 10. Le tableau indique, pour totaux du 4 juillet au Ier septembre : décès cholériques 2,189 ; décès ordinaires 970. Il embrasse une période de 59 jours qui ne devrait fournir à la colonne des décès ordinaires que le chiffre 590 ; on doit donc ajouter aux décès cholériques la différence de 590 à 970, soit 380 qui, additionnés avec le nombre 2,189, donnent 2,569 pour chiffre des décès cholériques. M. Consolat, maire de Marseille, à qui je soumis mes remarques sur le peu d'exactitude relative des chiffres de l'état-civil, en reconnut la vérité.

Mais voici une autre erreur : pendant les journées des 24, 25 et 26 juillet, la mortalité fut si terrible qu'on se trouva dans l'impossibilité, à la mairie, d'enregistrer grand nombre de décès. On enleva, durant ces trois journées, quantité de cadavres abandonnés sans formalités. Tandis que l'état-civil accuse seulement pour les 24, 25 et 26 juillet, 488 décès cholériques, le cubage des tranchées du cimetière St-Charles indique, pour les mêmes jours, 1,184 morts, et si l'on joint à ce chiffre les morts cholériques de l'Hôtel-Dieu, de la Major et de St-Victor qu'on inhuma dans d'autres cimetières, on aura un chiffre de 1,500 décès. C'est mille de plus en dehors du chiffre de l'état-civil, ce qui élève à 3,589 le nombre approximatif des décès cholériques pendant cinquante-neuf jours, du 14 juillet au Ier septembre 1835 (I).

Ce chiffre est considérable sans doute; cependant, comparé à celui de la population de Marseille, il perd une partie de son importance. Combien d'épidémies dont personne n'a parlé ont fait un bien plus grand nombre de victimes! mais elles s'appelaient variole, rougeole, fièvres typhoïdes, fièvres puerpérales, et ces noms vulgaires les faisaient passer inaperçues. Si le choléra asiatique perdait le sien, la terreur qu'il inspire diminuerait de moitié.

(1) *Extrait d'une lettre de M. Hippolyte Rey, président du bureau de secours du Cours, au Dr Monfalcon. Marseille, 12 septembre.*

« Depuis le premier septembre, deux petites recrudescences du choléra, à Marseille, ont augmenté le chiffre absolu de la mortalité. Leur cause est ignorée, on a remarqué cependant que beaucoup d'émigrés avaient été frappés de l'épidémie; on a observé, de plus, chez les malades, les mêmes symptômes que ceux qui caractérisent l'épidémie à son début; la plupart ont succombé dans quelques heures. Dans une maison de la rue Beauveau (l'une des plus belles de la ville), quatre personnes sont mortes le même jour; les autres locataires, à bon droit effrayés, sont allés se loger ailleurs. Jusqu'à ce jour nous comptons, au bureau, 530 cas graves, sur lesquels 162 morts. L'ambulance boulevart Dugommier a reçu 53 cholériques graves et 20 cholérines; 11 malades ont succombé. L'ambulance de la rue Turenne a reçu 56 cas de choléra graves, et a eu 12 décès. »

TABLEAU DES DÉCÈS

à Marseille

DU 4 JUILLET (QUELQUES JOURS AVANT L'INVASION DE L'ÉPIDÉMIE)
AU 31 AOUT 1835.

TABLEAU DES DECÈS A MARSEILLE,

PENDANT L'ÉPIDÉMIE DU CHOLÉRA ASIATIQUE , DU 4 JUILLET AU
1er SEPTEMBRE 1835.

MOIS DE JUILLET.	DÉCÈS CHOLÉRIQUES.	DÉCÈS ORDINAIRES.	TOTAL.
4 juillet 1835.	»	8	8
5 —	»	10	10
6 —	1	9	10
7 —	1	10	11
8 —	1	13	14
9 —	3	5	8
10 —	3	19	22
11 —	13	9	22
12 —	15	16	31
13 —	16	8	24
14 —	27	15	42
15 —	19	10	29
16 —	25	25	50
17 —	44	17	61
18 —	39	13	52
19 —	38	13	51
20 —	42	17	59
21 —	41	17	58
22 —	58	21	79
23 —	81	13	94
24 —	123	11	134
25 —	194	37	231
26 —	171	25	194
27 —	115	20	135
28 —	81	33	114
29 —	124	29	153
30 —	88	28	116
31 —	73	26	99
	1436	475	1911

MOIS D'AOUT.	DÉCÈS CHOLÉRIQUES.	DÉCÈS ORDINAIRES.	TOTAL.
Report.	1436	475	1911
1er août 1835.	67	21	88
2 —	81	30	111
3 —	64	30	94
4 —	59	19	78
5 —	61	17	78
6 —	33	20	53
7 —	30	23	53
8 —	22	15	37
9 —	38	18	56
10 —	18	15	33
11 —	22	16	38
12 —	20	19	39
13 —	15	13	28
14 —	9	20	29
15 —	18	18	36
16 —	7	12	19
17 —	13	12	25
18 —	8	12	20
19 —	12	4	16
20 —	12	8	20
21 —	9	13	22
22 —	13	11	24
23 —	17	5	22
24 —	18	13	31
25	30	16	46
26 —	15	13	28
27 —	9	14	23
28 —	9	13	22
29 —	9	13	22
30 —	8	11	19
31 —	7	11	18
	2189	950	3139

OBSERVATIONS PARTICULIÈRES.

Plusieurs milliers d'observations de choléra-morbus asiatique grossissent les innombrables écrits qui ont été publiés sur cette maladie ; qu'ont-elles enseigné ? bien peu de chose. Hippocrate a buriné dans une observation de vingt lignes l'histoire du choléra sporadique, et deux pages ont suffi à Sydenham pour faire une fort bonne description de l'épidémique : ce n'est donc pas le nombre des faits, c'est leur choix, c'est leur nouveauté qui fait avancer la science. En quoi contribuent à ses progrès ces livres démesurément enflés d'observations dont on lit à peine les sommaires, ce qu'elles disent ne l'a-t-on pas lu, ne l'a-t-on pas vu mille fois ? Convaincus, pour notre compte, de la vérité de ces remarques, nous ne publierons que quelques-unes des nombreuses histoires particulières de malades dont nous avons pris note dans nos divers services (I).

(1) La commission des vingt-un Lyonnais évalue à six cents le nombre des choulériques auxquels elle a donné des soins pendant les dix-huit jours de son service à Marseille. Quatre-vingts malades environ ont été traités dans mes ambulances.

AMBULANCE DE LA RUE TURENNE.

Médecin en chef, M. Monfalcon ; *médecins adjoints*, MM. Colrat et Levrat de Lyon ; *chirurgien interne*, M. Toulouse de Marseille ; *élève*, M. Lassaigne de Lyon ; *pharmacien*, M. Arnaud de Lyon ; *infirmier chargé du régime*, M….

Claude Perrin, âgé de trente-deux ans, commis voyageur, à Marseille depuis huit jours, avait depuis quarante-huit heures une diarrhée abondante, lorsqu'il fut pris, le 3 août, à dix heures du matin, d'une crampe aiguë au mollet gauche ; bientôt après défaillances, nausées, vomissemens d'une sérosité blanchâtre, crampes au mollet droit, contracture des cuisses, sentiment de terreur profonde exprimé par le visage, évacuations alvines abondantes. On apporte le malade à mon ambulance, il est onze heures, déjà l'avant-bras est froid et j'ai peine à trouver le pouls. (*Saignée de bras de douze onces, application de la glace sur l'épigastre, frictions avec l'essence de thérébentine sur les deux jambes et sur la région du cœur, limonade à la glace.*) *Midi :* Asphyxie artérielle complète, dépression profonde du globe de l'œil sous l'orbite, amaigrissement du visage déjà sensible, point de douleur à l'abdomen. (*Pilules de nitrate de bismuth, n° 2.*) Suppression d'urine complète, crainte extrême de la mort, quelques soubresauts des tendons ; froid glacial de la peau, commencement de l'état cyanique ; voix cholérique, haleine froide.

Cinq heures du soir. Cyanose presque générale, stupeur, aspect terne et pulvérulent de la cornée, toujours point de pouls ; plus de vomissemens, nulle altération dans les fonctions de l'entendement. (*Quatre ventouses scarifiées sur l'épigastre, nouveau lavement salin, larges synapismes.*) Mort à huit heures du soir, dix heures après l'invasion.

Ouverture du cadavre le 4 août. (Seize heures après la mort.) Constitution athlétique, saillies musculaires fortement dessinées, riche organisation ; échymoses dans le tissu fibreux de la cornée et de la sclérotique. *Abdomen.* Chaleur brûlante dans les entrailles, ma main peut la supporter à peine ; injection et congestion des arcades veineuses mésaraïques ; rien de particulier dans l'appareil digestif, si ce n'est l'enduit poisseux sur son enveloppe séreuse ; il ne contient point de matière blanche ; forte rétraction de la vessie qui en renferme la valeur d'une-demi cuillerée à bouche. *Poitrine.* Poumons magnifiques, parfaitement crépitans, d'une couleur gris blanchâtre et sans engorgement d'aucune espèce ; cœur dans l'état normal, vacuité des cavités gauches et du système artériel, l'artère aorte est contractée et revenue sur elle-même ; congestion dans les cavités droites et dans les gros vaisseaux engorgés par une très-grande quantité d'un sang noir, luisant et poisseux. *Crâne.* Un peu de sérosité dans les ventricules, un peu plus que dans l'état normal ; couleur lactescente et épaississement manifeste de l'arachnoïde, quoiqu'il n'y eût pas eu de délire ; points blanchâtres et plaques sur cette membrane séreuse en avant et en haut. — Engorgement des sinus veineux ; la veine qui fait communiquer le système veineux cérébral, avec les parties molles des parties latérales du crâne, est très-développée, et donne un jet de sang, quand elle est rompue. Rien d'anormal dans le cerveau, le grand sympathique est bien dessiné ; il paraît grisâtre et consistant.

VINCENT FERRARI, Gênois, âgé de trente-huit ans, fossoyeur, travaillait au cimetière depuis l'invasion de l'épidémie ; sa constitution robuste n'avait éprouvé aucune atteinte. Dans la matinée du 6 août, à dix heures, et pendant qu'il creuse une fosse, Vincent tombe à la renverse sur sa bêche, pris tout-à-coup de crampes aux deux jambes si atroces, qu'il demande à grands cris qu'un chirurgien lui coupe à l'instant les deux cuisses. On le porte à l'ambulance placée à cent pas du cimetière. Vincent a toute sa connaissance, il vomit et rend par l'anus en grande abondance la matière blanche. Son cœur bat à peine, sa peau est froide, et, d'un moment à l'autre, les forces décroissent. A midi, le visage a déjà l'aspect cadavérique ; les yeux sont profondément enfoncés, les orbites sont dessinés au dehors par un large cercle noirâtre ; malgré la couleur bistre de la peau, naturelle à ce Gênois, on aperçoit la cyanose se développer dans l'enveloppe tégumentaire et la teindre en bleu foncé. A une heure après-midi, les crampes ont passé, mais le coma commence, les membres sont contracturés ; il est impossible de découvrir le pouls, la langue et l'haleine sont glacées. Vincent meurt à quatre heures, six heures après l'invasion.

Ouverture du cadavre, vingt heures après la mort. La peau est froide, et la rigidité cadavérique est très-prononcée dans les muscles ; toutefois dans l'intérieur du corps, la chaleur est très-forte, elle a quelque chose d'âcre et de poignant. *Crâne.* (Les os ont une épaisseur et une dureté extraordinaire) très-petit volume du cerveau, dont la double substance ne présente

au reste rien de particulier; rien dans les membranes
et dans les ventricules; engorgement du système san-
guin encéphalique. *Thorax.* Volume très-considérable du cœur dont les cavités droites sont remplies par
des concrétions albumineuses ; sang noir, visqueux,
brillant, contenu abondamment dans les gros vaisseaux,
parenchyme pulmonaire, partout crépitant et fort sain.
Abdomen. Très-grande quantité de la matière blanche
dans l'estomac et dans les intestins; il y en a encore
dans la bouche ; engorgement du système veineux
abdominal ; rapprochées et mises en contact, deux
anses d'intestin se collent l'une à l'autre ; contraction
de la vessie tellement revenue sur elle-même qu'on
a quelque peine à la trouver; elle contient une petite
quantité de la matière blanche.

ANNE DUGEY, domestique, âgée de vingt-six ans, est
frappée brusquement aujourd'hui, 3 août à midi, par
le choléra asiatique, elle vomit, rend beaucoup de
vents; il y a des crampes, mais assez faibles. Cette fille
ne se portait pas bien depuis trois semaines, elle avait
eu souvent mal à la tête et la diarrhée. On l'apporte à
l'ambulance.

Il est deux heures, et déjà l'excavation des yeux a
commencé; la langue est fraîche, la voix cholérique,
c'est-à-dire, soufflée ; des vomissemens bilieux alternent
avec des évacuations alvines de même nature ; le centre
épigastrique est douloureux ; le pouls presque imperceptible ; la peau d'un froid glacial. (*Deux ventouses
scarifiées sur l'épigastre, lavement salin et froid, eau
glacée pour boisson.*) Les crampes deviennent fortes
dans la soirée.

4 août. La nuit a été mauvaise, le retrait du tissu cellulaire du fond de la cavité orbitaire est très-prononcé ; déjà la cornée a perdu de sa convexité et de sa transparence, et paraît comme plissée. On a peine en quelque sorte à distinguer le globe de l'œil, tant il est profondément enfoncé dans son orbite. Anne Dugey vit encore, et cependant, à la voir, on dirait un cadavre. La nécropsie, faite le lendemain matin, à sept heures, présente les diverses altérations organiques dans les trois cavités qui ont été plusieurs fois indiquées dans ce mémoire ; seulement la membrane muqueuse de l'intestin grêle et de la première portion du colon, laisse apercevoir des plaques larges et assez saillantes qui paraissent se rapporter à une entérite ancienne.

AMBULANCE DU BOULEVART DUGOMMIER.

Médecins, salle des femmes, M. MONFALCON, en service permanent ;
salle des hommes, un médecin de Marseille de service pendant
cinq jours ; *chirurgien interne*, M. CABANE de Marseille ; *élève*,
M. GIRARDON de la commission de Lyon ; *pharmacien*, M. GIRARD de
la commission de Lyon ; *infirmier chargé du régime*, M....

Il y avait à l'ambulance du boulevard Dugommier,
lorsque je pris le service de la salle des femmes, une
jeune infirmière dont les soins intelligens et assidus plai-
saient beaucoup aux malades. Jeannette Besson s'était
déjà fait remarquer par son dévoûment pendant la première invasion du choléra à Marseille. Dès que le fléau
reparut, elle demanda à être employée auprès des cholériques ; Jeannette n'avait pas vingt-quatre ans.

Sa constitution peu robuste résista pendant trois semaines assez bien ; mais cette bonne infirmière passait
les nuits bien plus souvent que ne le lui permettaient ses
forces ; elle fut à son tour frappée du choléra, le 8
août. On lui donna un lit auprès des malades qu'elle
servait de si bon cœur ; sa peau refroidie, des vomissemens de matières blanchâtres qui se succédaient sans
relâche, l'extrême petitesse de son pouls déjà presque
imperceptible, les crampes et l'allongement de ses traits
ne laissaient aucun doute sur la nature du mal dont elle
était atteinte. Jeannette ne s'abusait pas non plus sur le
sort qui l'attendait, elle avait vu mourir tant de malades
dont l'état ressemblait au sien ! bientôt ses forces dimi-
nuèrent, une maigreur soudaine vieillit ses traits ; ses
yeux s'enfoncèrent dans leur orbite, et rien ne restait

des contours arrondis du visage de la gracieuse infirmière ; sa mère ne l'aurait pas reconnue.

Quelques heures se passèrent sans aucun changement;
puis vint la nuit, si longue à celui qui souffre. Jeannette
avait été couverte de moutarde, et deux de ses compa-
gnes la frottaient sans relâche avec de l'ammoniaque,
pour soutenir et fortifier, s'il se pouvait, les contractions d'un cœur défaillant. Le lendemain, il n'y avait
pas de mieux, mais aussi aucun symptôme fâcheux nouveau ne s'était montré. C'est ainsi que s'écoula toute la
journée du 9 ; on sentait à peine le pouls au bras glacé
de la malade, son haleine était froide ; elle vomissait
toujours.

Cependant il y eut une amélioration soudaine et soutenue dans la nuit du 9 au 10 ; je trouvais le lendemain
l'infirmière beaucoup mieux. Son pouls s'était relevé,
il y avait un peu de chaleur à la peau, le visage s'était
ranimé ; ces présages de guérison ne furent pas trom-
peurs cette fois, et trois jours après rien ne manquait à
la convalescence : Jeannette avait retrouvé ses forces et
presque son embonpoint, c'était une résurrection.

Je la pressai de ne plus reprendre son service : « Al-
« lez du moins, lui dis-je, passer quelques jours chez
« votre mère à la campagne ; qui vous retient ici, ne
« voyez-vous pas que nous pouvons nous passer de
« vous? » Mais Jeannette ne voulut rien entendre. « Je
« vais bien, tout-à-fait bien, me répondit-elle ; quoi
« que vous puissiez me dire, je resterai. » Il me fut
impossible, en effet, de la renvoyer. Jeannette reprit ses
habitudes, mangea comme à l'ordinaire, ne tint compte
d'aucun conseil, et pendant qu'elle mettait au lit un
malade qu'on venait d'apporter sur un brancard, se

sentit prise de crampes aiguës à la jambe. La malheu-
reuse avait une seconde fois le choléra.

Tous les symptômes les plus graves de la maladie
reparurent chez elle en deux heures, il n'y eut plus
bientôt aucun espoir. Jeannette cette fois avait peur de
mourir; lorsqu'elle me vit auprès de son lit, elle me sai-
sit par mon habit, et, de cette voix cadavéreuse qu'on
ne saurait oublier : « Ne me quittez pas, me dit-elle;
« si le médecin s'en va, je mourrai. » Et Jeannette s'at-
tachait à mes vêtemens de toutes les forces qui lui res-
taient. Il fallait cependant donner mes soins aux autres
malades; je ne parvins à lui faire lâcher prise qu'en lui
promettant de revenir dans une heure. Demi-heure
après la pauvre fille n'était plus.

Je n'assistai pas au dernier examen dont sa maladie
fut l'objet.

JOSEPH BIANCHI, douanier, âgé de quarante-sept ans,
avait la diarrhée depuis deux jours, lorsqu'il est pris,
le Ier août, de vomissemens violens, de céphalalgie et
d'étourdissemens. Il se sent bientôt des crampes au
mollet gauche et au bras du même côté; on le conduit
à l'ambulance. Peu d'heures après avoir été mis au lit,
Bianchi se plaint de tranchées très-vives, va fréquemment à la selle et continue à vomir en abondance d'a-
bord un liquide séreux de couleur roussâtre, puis des
matières bilieuses. Il se plaint d'une grande soif et d'une
vive douleur dans le trajet du colon, la peau est froide,
et on sent à peine le pouls. (40 *sangsues sur le trajet du
colon, eau glacée pour boisson, glace sur le ventre,
lavement salin.*) 2 août. Voix cholérique, suppression
d'urine complète, et cependant vif besoin d'uriner. Une
sonde est introduite dans la vessie et ne donne pas

issue à une seule goutte de liquide. Langue blanche au centre, rouge sur ses bords et à sa pointe, et froide sur tous les points de sa surface ; gêne extrême de la respiration, toujours point de pouls. (*Quatre ventouses sur l'épigastre, deux vésicatoires aux jambes, frictions avec un liniment volatil, pillules de nitrate de bismuth.*

3 *août*, point d'amélioration sensible ; cependant le malade a un peu dormi ; encore des vomissemens et des évacuations alvines abondantes de matières séro-bilieuses ; forte excavation des yeux, point d'urine. (*Continuation des pillules de bismuth, fomentations froides, lavement salin.*)

4 *août*, même état, même médication.

5 *août*, même état ; mais de ce que le malade vit encore, j'en conclus qu'il est mieux ; il a toute son intelligence et demande à manger. Sa peau est toujours froide ; elle est cyanosée sur les bras, le visage, la jambe gauche et les deux pieds.

6 *août*, commencement de la réaction, Bianchi a uriné dans la nuit, je distingue le pouls, il y a moins de froid à la peau dont la coloration bleue persiste cependant encore. (*Frictions stimulantes sur la région du cœur et sur les membres, ventouses sèches sur l'épigastre, potion gommée avec une once de sirop d'éther, tisane d'orge avec vingt gouttes d'acétate d'ammoniaque.*)

7 *août*, la réaction continue ; Bianchi se plaint d'un violent mal de tête, sa langue a recouvré sa chaleur, la poitrine est embarrassée. (Vingt-cinq sangsues au cou, cataplasme émollient sur le ventre, lavement huileux, potion gommée simple, tisane de guimauve.

7

8—12 *août*, commencement de la convalescence, le douanier quitte l'ambulance; le 15, parfaitement rétabli.

Il avait présenté, à un haut degré d'intensité, les signes du choléra grave. Nous avons recueilli huit observations analogues; mais en général les convalescens assez nombreux que je vis sortir de mon ambulance, ou que j'y laissai, n'avaient eu ni les crampes violentes (signe en général de mauvais augure), ni les vomissemens de matière blanche, ni l'asphyxie artérielle complète. La voix cholérique s'était montrée chez le plus grand nombre.

MISSION D'ARLES.

Le choléra avait reparu dans la ville d'Arles, et s'y était annoncé sous de funestes présages; on parlait de trente cas dans un seul jour et d'un nombre égal de décès. Presque toute la population, disait-on, avait fui et laissé sans secours les pauvres malades. M. Vaïsse, secrétaire général de la préfecture des Bouches-du-Rhône, et délégué pour remplacer le préfet, M. Thomas, communiqua ces fàcheuses nouvelles, le 30 juillet, au président de la commission lyonnaise, qui mit immédiatement à sa disposition six élèves et deux médecins. En peu d'instans tout fut prêt pour le départ, et, le lendemain 31, MM. les élèves Denis, Brézard, Chantelot, Lièvre, Monet, et Guillon (pharmacien) arrivèrent dans Arles, conduits par M. le docteur Levrat, et par M. Aillaud, chefs de service. Le président de la commission annonça qu'il irait rejoindre ses collègues, aussitôt qu'une lettre de l'un d'eux lui aurait fait connaître l'état réel des choses.

Mais on avait beaucoup exagéré le mal; les deux lettres suivantes ne permirent pas d'en douter.

A Monsieur le président de la Commission lyonnaise.

Arles, le 31 juillet 1835.

Monsieur,

Nous sommes arrivés à Arles, hier à cinq heures, et de suite nous nous sommes informés du service que nous aurions à faire dans cette ville. La population a presque totalement émigré; de quinze mille ames, elle est réduite à quinze cents, tout au plus. Il y avait hier à notre arrivée neuf malades cholériques à l'hôpital : quatre hommes et cinq femmes. Quatre d'entre nous ont été affectés au service de l'hôpital. Quant aux quatre autres, ils sont répartis, deux à la sous-préfecture, et deux à la mairie. MM. Aillaud et Monnet sont logés chez le maire, M. Lièvre et moi chez le sous-préfet. Nous sommes destinés à aller voir les malades qui nous feraient appeler.

M. le sous-préfet et M. le maire nous ont très-bien reçus; il n'en a pas été de même de la population qui croit aux empoisonneurs, et qui s'étonne, s'irrite même de voir que les médecins n'ont pas peur du choléra. Nos confrères nous ont vu arriver avec jalousie, il semblerait que nous ne sommes à Arles que pour leur enlever leur clientelle et leur considération.

Il nous a été facile de comprendre que nous n'avions été appelés à Arles que par précaution, et pour le cas où la population qui a émigré reviendrait. Vous voyez que notre utilité pourra tarder encore long-temps, car ce retour de la population paraît devoir se faire attendre encore. Et d'ailleurs je n'entrevois pas que nous puissions, nous que l'on ne connaît pas, être appelés à donner nos soins à des malades qui ont un médecin qu'ils connaissent déjà.

Quant aux quatre jeunes gens qui sont à l'hôpital, c'est un luxe inutile, car les personnes attachées au service médical de la maison peuvent bien, ce me semble, suffire à une maladie épidémique qui, dans son apogée d'intensité, n'atteint que neuf personnes par jour.

Nous avons fait part à M. le sous-préfet de ces réflexions, qui nous avaient été suggérées par le peu d'urgence de notre séjour à Arles, et de notre intention de repartir pour Marseille ce matin ; M. le sous-préfet nous a priés de rester un jour encore ; il doit réunir aujourd'hui les six médecins d'Arles, pour leur demander si nous leur sommes utiles ou non ; d'après leur réponse il nous gardera ou nous renverra.

Nous devons nous rendre ce matin à l'hôpital où nous suivrons la visite du médecin, qui nous a déjà dit hier qu'il considérait la glace comme de l'empirisme pur. Il prescrit à ses malades la limonade, des sangsues à l'épigastre, des sinapismes aux jambes, et ne revient plus les voir. C'est en vain que nous tenterions de lui soumettre vos idées et celles que nous avons puisées à la clinique de M. le docteur Cauvières ; il ne croirait pas de sa dignité d'y souscrire, persuadé, comme il le dit franchement à ses malades eux-mêmes, que, puisqu'ils ont le choléra, ils doivent s'attendre à mourir.

Le choléra est assez prompt dans sa marche ; sa terminaison est toujours mortelle. Nous n'avons pas vu de cyanose bien marquée ; il est semblable à celui de Marseille, moins les guérisons que vous obtenez de temps en temps dans cette dernière ville.

Je crois, d'après toutes ces considérations, que nous pourrons bientôt reprendre un service que nous sommes tous fâchés d'avoir quitté.

Agréez, Monsieur, l'assurance de notre considération distinguée.

Au nom de mes camarades,

LEVRAT fils.

P. S. Nous vous prierions, pour rendre notre départ plus légal et plus officiel, de nous rappeler le plus tôt possible.

Monsieur,

De toutes les choses auxquelles nous nous attendions en allant à Arles, rien ne nous a manqué, si ce n'est un certain nombre de cholériques. Dès notre arrivée dans cette ville, nous avons rendu visite à M. le sous-préfet, de là à l'hôpital, où nous avons trouvé quatre hommes et cinq femmes affectés du choléra. Cet hôpital est desservi par M. le docteur M......, que nous avons vu et qui nous a assez franchement exprimé que nous ne pouvions lui être, M. Levrat et moi, ainsi que nos confrères, d'aucune utilité. Ce médecin n'a été éveillé, la nuit dernière, par aucun de ses malades. MM. le sous-préfet et le maire nous ont logés chez eux; ils ont pensé que nous pourrions faire des visites en ville, mais la ville d'Arles est réduite à quinze ou dix-huit cents ames, et elle possède sept ou huit médecins pour moins de trente cholériques. Notre inutilité étant sentie par nous tous, nous avons sollicité notre retour auprès de notre président. Notre demande n'a pas été accordée par des raisons qui se conçoivent facilement, malgré toutes celles que nous avons fait valoir. Les malades affectés de l'épidémie meurent tous et avec une promptitude extrême, il y en a peu qui offrent une cyanose bien dessinée. Si nous ne prenons pas aujourd'hui avec les autorités une décision définitive, veuillez, cher président, nous donner vos instructions sur ce que nous avons à faire, car notre position est désagréable.

En attendant vos ordres, je suis avec l'attachement le plus sincère,

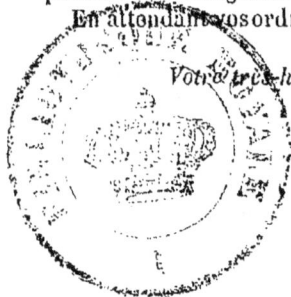

Votre très-humble et très-obéissant serviteur.

AILLAUD.

MM. les élèves firent avec soin, à l'hôpital d'Arles, l'ouverture du cadavre d'un cholérique dont voici les détails rédigés par M. Aillaud :

Nécroscopie faite à Arles, le 31 juillet 1835, sur un sujet qui avait eu les symptômes les moins douteux du choléra, et qui avait succombé en peu de temps.

Habitude extérieure. — Homme d'une stature ordinaire, bien fait; cyanose générale, mais plus intense aux extrémités; embonpoint; tronc et membres raides, muscles développés, durs, fortement contractés; face bleue, n'exprimant ni souffrance, ni stupeur; yeux peu enfoncés dans les orbites.

Tête. — Tête en arrière, encéphale de couleur, de grandeur et de consistance normales; coupé par tranches, il présente des gouttelettes d'un sang noir et épais. Les méninges sont injectées par plaques, surtout à la grande faulx du cerveau. L'arachnoïde incisée laisse couler un peu de sérosité. Stase du sang dans les sinus et dans les veines dont l'une contient des petites bulles d'air; celles des plexus choroïdes semblent injectées artificiellement; elles sont dures et volumineuses. Une cuillerée de sérosité sanguinolente dans le ventricule gauche. La moëlle épinière et les nerfs de la vie animale sont plus résistans que dans l'état ordinaire.

Ganglions du grand-sympathique de la poitrine et de l'abdomen paraissant plus bruns, plus gros et surtout plus mous. Les plexus de ces cavités offrent les mêmes caractères.

Poitrine. — Membrane muqueuse du larynx naturelle; celle de la trachée l'est aussi, si ce n'est vers la partie inférieure où elle est rouge. Poumons crépitans, légers; jetés dans l'eau, la moitié au moins reste au-dessus de la surface de ce liquide; divisés et pressés, on voit sortir de l'air et des gouttes d'un sang très-noir. Oreillette et ventricule droits remplis de caillots de fibrine; les cavités gauches du cœur sont exsanguins. Les veines caves contiennent un sang noir, épais, sirupeux, tenace. Ce sang, recueilli dans un vase, était destiné à l'observation et à l'analyse; le temps ne nous l'a pas permis.

Abdomen. — Grand épiploon très-graisseux. Membrane muqueuse de l'estomac brune, ramollie notamment au pylore, cavité de ce viscère contenant un liquide blanchâtre ressemblant à de l'eau de riz mêlée avec du lait. Duodénum, mêmes caractères. Valvules conniventes très-saillantes et très-rapprochées dans les intestins grêles, et à leur partie supérieure. Les matières contenues dans ces organes étaient liquides, blanchâtres et grumeleuses, la membrane muqueuse était d'un rouge foncé. Près le cœcum il y avait des granulations nombreuses, petites et d'autant plus rapprochées qu'elles étaient plus près de l'extrémité de cet organe. Tout le gros intestin présentait des plaques rouges foncées, et d'autres brunes. Au colon ascendant on a rencontré une matière analogue au chocolat; elle avait la consistance de la bouillie; au colon descendant, même matière, mais plus épaisse..... Le foie était un peu mou, la vésicule du fiel remplie d'une bile épaisse et noire. *Rate* volumineuse, ramollie.... *Reins* offrant une substance graisseuse entre les substances corticale, tubuleuse et mamelonnée; celle-ci exprimée, on voyait s'en écouler un liquide séro-puriforme... *Vessie* très-petite, ne contenant pas une goutte d'urine.

Le retour à Marseille des membres de la commission d'Arles permit de réorganiser quelques bureaux devenus incomplets par leur départ. Peu de jours après, huit élèves furent invités par le président de la commission, à se rendre dans les communes de la banlieue, où leurs secours paraissaient nécessaires; ils y demeurèrent en permanence jusques au déclin de l'épidémie. Marseille n'eut bientôt dans ses murs qu'un petit nombre de cholériques; libre alors de son engagement, le président de la commission lyonnaise obtint son congé du maire et du préfet; il quitta Marseille le 16 août, vingt-quatre heures après le départ des élèves.

DE L'ORGANISATION DES SECOURS PUBLICS

PENDANT L'IMMINENCE

D'UNE ÉPIDÉMIE DE CHOLÉRA ASIATIQUE.

I.

L'invasion du choléra asiatique dans une ville, et sur tous les points où une population plus ou moins considérable est agglomérée, s'accompagne de grands désastres. Ceux-là, ce sont les effets directs du mal; ceux-ci, souvent plus graves, ce sont les conséquences déplorables de la peur. A peine l'épidémie s'est-elle déclarée que les secours préparés pour les besoins ordinaires deviennent insuffisans ; elle se répand souvent avec une rapidité si grande qu'il devient difficile de pourvoir aux immenses exigences de la situation. Des lits, des médicamens, des serviteurs, des médecins manquent aux malades, des bras au service des inhumations, du pain à grand nombre de pauvres familles que le choléra a privées de tout soutien; un asile et un avenir à des enfans en bas âge devenus tout-à-coup orphelins. A ces maux déjà si grands par eux-mêmes, se joignent les funestes conséquences de la peur, la suspension soudaine des affaires, la ruine de l'industrie, une perturbation violente de tous les intérêts matériels. Une bonne organisation des secours publics peut prévenir en grande partie les uns et les autres, et atténuer les malheurs que l'invasion de l'épidémie entraîne nécessairement après elle.

La choléra est l'ennemi public, un ennemi perfide qui frappe quelquefois au moment où il est le moins attendu, et dont aucun moyen humain ne peut souvent conjurer l'approche. Tous les citoyens doivent donc se réunir contre lui, et s'aider réciproquement, chacun dans sa sphère d'action, pour diminuer ou pour réparer les malheurs dont il s'accompagne. En présence de l'implacable fléau, tous les membres de la grande famille deviennent solidaires les uns pour les autres, et se doivent mutuellement consolation et appui. C'est aux magistrats qu'il appartient de régulariser l'administration des secours publics pendant ces graves conjonctures ; placés par le gouvernement, ou par le choix de leurs concitoyens, à la tête des populations, ils doivent faire l'abnégation la plus entière de toutes considérations personnelles. Leur poste est à l'avant-garde; plus le péril est grand, et plus le devoir de le regarder en face devient impérieux pour eux. Un fonctionnaire qui déserte devant le choléra forfait à l'honneur ; il se déclare indigne de la confiance du pays et de l'estime de ses concitoyens.

Et cependant plusieurs ont donné ce déplorable exemple! On a vu une cour royale entière se hâter de prendre la fuite aux approches de l'épidémie ; on a vu à Aix, à Toulon, à Marseille, de hauts employés dans l'ordre civil et militaire, des conseillers municipaux, des directeurs des postes, des présidens de tribunaux de commerce ou de bureaux de bienfaisance, sacrifier leurs devoirs à la crainte, et abandonner honteusement leurs fonctions, oubliant que la peur, excusable jusqu'à un certain point chez les autres, ne l'est jamais chez les fonctionnaires.

Un emploi public confère à celui qui en a été pourvu des honneurs, un traitement, du pouvoir; mais il lui impose aussi l'obligation d'accepter les charges avec les bénéfices; celle surtout de n'abandonner en aucun cas sans ordre les fonctions qui lui ont été confiées, même quand leur exercice est devenu dangereux. C'est aux fonctionnaires de donner à tous l'exemple du dévouement et du courage; ils ne s'appartiennent plus lorsque le choléra vient frapper leurs administrés.

Le gouvernement a puni d'une destitution immédiate ceux qui avaient déserté; tous les préfets des départemens ont reçu de lui l'invitation expresse de frapper de la même peine ceux de leurs subordonnés qui se permettraient un tel oubli de leurs devoirs. Il a fait plus : dans quelques villes que l'épidémie ravageait, des bouchers et des boulangers avaient, en fuyant, compromis la subsistance des habitans ; le ministre du commerce les a privés aussitôt de l'autorisation d'exercer leur état. Charles-Albert a suspendu, pour un temps indéfini, de la pratique de leur profession, quelques médecins assez pusillanimes pour s'être enfui aux approches de l'épidémie; c'était justice (I). Le médecin aussi est un fonctionnaire public, et de tous celui dont les devoirs sont le plus rigoureux ; des liens intimes l'unissent à ses malades, et quelle que soit pour lui l'éventualité du danger, il leur doit ses soins, tous ses momens, et, au besoin, sa vie. Nos lois ne permettraient pas en France

(1) Par délibération de la Commission sanitaire de Gênes, en date du 2 septembre, vingt-huit médecins ou chirurgiens ont été interdits de leurs fonctions.

l'interdiction de celui qui fuirait devant le choléra, mais l'opinion publique le stigmatiserait d'un blâme ineffaçable.

S'il y a eu des désertions parmi les fonctionnaires, hâtons-nous de le dire, il y a eu chez le plus grand nombre un vif sentiment de leurs devoirs. L'héroïque dévoûment de Belsunce et du chevalier Rose a été imité, et Marseille a vu un nouvel exemple de noble courage; nous avons cité la belle conduite de son maire, M. Consolat.

Le maire d'une grande ville ou le préfet d'un département doit s'estimer bien malheureux s'il n'est pas à son poste, lorsque le choléra vient à s'y déclarer; en effet, la responsabilité de ces magistrats est immense, tout repose sur eux. Ils sont le centre obligé de tous les renseignemens, le point de départ de tous les secours, l'ame de tous les fonctionnaires leurs subordonnés, la providence du pauvre, l'espoir de leurs administrés. Aussi leur premier soin doit-il être de se constituer en permanence, et d'organiser immédiatement les secours publics.

Il importe avant tout de constater positivement la présence du choléra lorsqu'il commence à se déclarer. Les premiers avis qui sont transmis à l'autorité sont presque toujours contradictoires; quelques médecins qui n'ont pas vu l'épidémie appellent de son nom des maladies fort ordinaires; d'autres se sont fait un système de nier son existence dans les cas les mieux constatés. L'autorité ne peut se faire juge du point scientifique, mais elle a pour s'éclairer les avis des sociétés de médecine et ceux des conseils de salubrité, et son premier devoir, c'est de consulter l'opinion des hommes compétens. Leurs lumières

ne manquent point aux grandes villes, mais il n'en est
pas toujours ainsi dans les communes rurales.

L'une des premières conditions que réclame la bonne
organisation du service sanitaire, c'est l'unité. S'il est
morcelé en plusieurs institutions rivales, il perd et son
action et sa force morale; la divergence presque inévita-
ble des avis fait perdre aux conseils de l'art médical
toute leur autorité. Pour éviter ces inconvéniens, le préfet du Rhône, M. Rivet, a institué une commission centrale de salubrité du département, composée des membres des deux conseils et des membres de l'ancienne intendance sanitaire. Son excellent arrêté du 10 août 1835
organise les secours dans toutes les communes d'une manière régulière et uniforme (1) ; chaque canton possède
aujourd'hui un comité de santé, composé du maire du
chef-lieu, du juge-de-paix, de tous les docteurs en médecine et en chirurgie domiciliés dans le canton, et de
trois officiers de santé. Ces comités sanitaires canton-
naux correspondent avec les commissions de salubrité
d'arrondissement qui, elles-mêmes, sont en relation immédiate avec la commission centrale.

Le service médical ainsi régularisé, des bureaux de
secours sont organisés pour la ville et pour la banlieue,

(1) M. Rivet, dans sa circulaire aux maires du département du
Rhône, fait une observation importante qui doit trouver place ici.

« J'ai administré, en 1832, dit-il, l'un des départemens de l'Est,
« qui eurent le plus à souffrir de l'épidémie ; je me suis associé
« à tous les efforts des autorités municipales, et, je puis vous
« le déclarer avec une profonde conviction, tout dépend, dans les
« communes rurales, de l'impulsion que sait donner un fonction-
« naire éclairé et courageux. L'assistance des médecins eux-mêmes
« devient inutile et infructueuse, lorsque des mesures administra-
« tives n'ont pas rendu leur mission plus facile et plus sûre. »

et des ambulances sont ouvertes aux malades : rien ne
doit être laissé au hasard de ce que la prudence peut lui
ôter.

C'est aux conseils municipaux qu'il appartient de dé-
libérer sur les dépenses nécessaires pour subvenir aux
nombreuses exigences de la situation. Il faut grand nombre de lits et d'objets de literie, des linges, des médicamens en abondance ; il faut un nombre suffisant d'infirmiers, d'élèves en médecine, de pharmaciens et de médecins ; pourvoir à ces besoins, c'est le premier soin de
l'administration. Le nerf de son action, c'est l'argent,
elle en demandera au conseil municipal et au gouvernement ; les souscriptions volontaires des citoyens lui vien
dront en aide, elles ont produit à Marseille d'abondantes ressources. Les dépenses sont considérables, mais
nulle part la bienfaisance publique n'a hésité à y pourvoir.

II.

Les secours publics ne sont dus qu'aux pauvres ; seuls
les indigens ont droit aux soins gratuits des médecins, et
aux distributions de médicamens et d'alimens. Il ne
conviendrait pas sans doute que les concitoyens, chargés de l'honorable office de pourvoir aux besoins de la
classe indigente, se montrassent trop rigoureux sur les
titres des malades à la bienfaisance publique, mais le
principe n'en subsiste pas moins. Aussi serait-il à
propos d'instituer des visiteurs qui constateraient à domicile la situation réelle des malades inscrits sur les regis-

tres d'un bureau de secours. Tous les abus ne sauraient
être évités; des bons de médicamens pourront être usur-
pés encore sans motif légitime; plus d'un malade, en état
de subvenir à ses besoins, devra sans doute à l'obsession
ou à la faveur le droit d'être traité gratuitement. Cependant une surveillance active et directe de la distribution
des secours publics n'en présenterait pas moins de grands
avantages ; elle préviendrait ce gaspillage qui double
presque toujours les dépenses.

Neuf bureaux sanitaires avaient été formés à Marseille,
huit pour la ville, et le neuvième pour la banlieue; ils se
composaient de membres du conseil municipal et de citoyens désignés pour ce service par l'autorité, au nombre de douze. Trois auraient suffi; quand il y a trop de
chefs, rarement les subordonnés remplissent exactement
leurs devoirs. Un secrétaire salarié doit être attaché à
chaque bureau et ne le quitter ni le jour, ni la nuit; ses
fonctions consistent à enregistrer les malades, à recueillir
toutes les notes relatives au service, à faire exécuter les
ordres de la commission dont il est le représentant permanent. Dix médecins à Marseille étaient attachés à cha
que bureau, ils avaient partagé entre eux le service de la
journée; le service de nuit appartenait à des élèves qui
s'étaient également répartis entre eux les heures de garde.
De nombreux changemens ont eu lieu, au reste, dans le
personnel médical de chaque bureau; on ne pouvait exi-
ger d'hommes qui se dévouaient bénévolement à des
fonctions pénibles l'exactitude d'un employé salarié.

Deux ordres de malades se présentent aux bureaux de
secours, ceux-là désirent être traités à domicile, ceux-ci
consentent à être transportés dans les ambulances ou
dans les hôpitaux.

Il faut dans chaque bureau deux registres tenus exactement par le secrétaire : l'un est un livre journal, sur lequel sont inscrits jour par jour, et par ordre de numéros, tous les cholériques qui se présentent pour réclamer des secours, avec l'indication de l'âge, du sexe, de la profession et la demeure du malade, et celle des circonstances relatives à la maladie ; l'autre, c'est un registre particulier pour chacun des médecins qui sont attachés au bureau, faisant connaître chaque jour le mouvement de leur service, et le nombre des visites dont ils se sont respectivement chargés. A la première inspection de ces registres, le président de la commission voit aussitôt quels malades ont reçu des soins et quels ont été oubliés; plus tard, ces recueils fournissent de précieux documens à la statistique.

On ne saurait établir des règles positives, quant au nombre des bureaux de secours qu'il convient d'établir dans une ville infectée ; il est subordonné à l'étendue de la cité et au chiffre de la population. Voici quelques considérations générales sur cette question: ces bureaux ne seront point trop éloignés les uns des autres, si on leur laisse en effet une circonscription trop grande, beaucoup de malades ne pourront être secourus assez promptement. Cet inconvénient grave s'est fait sentir à Marseille ; le petit nombre des médecins et des élèves dont la ville disposait n'avait pas permis de multiplier assez les bureaux ; aussi le service médical a-t-il présenté, dans quelques-unes de ses parties, de grandes difficultés. Ces bureaux doivent tous être organisés sur un plan uniforme et correspondre avec la commission centrale, de manière à former un ensemble parfaitement coordonné. Il importe beaucoup qu'on y trouve réunis, à toutes les heures du jour, l'un de ses membres, un ou plusieurs médecins, des élèves et le secrétaire. M. Hippolyte Rey, président du bureau de secours de la rue du Mont-de-Piété, à Marseille, était en permanence dans le sien; on l'y trouvait toujours, veillant avec son infatigable activité à l'exécution de tous les détails du service, et ne s'en rapportant sur ce point qu'à lui.

Lorsque les bureaux de secours ont été organisés suivant l'exigence des besoins, l'autorité annonce leur existence par des affiches, et les désigne au public en plaçant un signe ostensible à la porte de la maison où ils ont été établis. C'était à Marseille une lanterne rouge. Tous les malades pauvres sont donc informés qu'ils y trouveront constamment des médicamens, et des médecins, prêts, soit le jour, soit la nuit, à leur donner des soins. Au personnel de chaque bureau seront réunis un dépôt de médicamens, et de moyens de secours de toute nature proportionnés aux besoins. S'il était possible d'y placer une pharmacie, il en résulterait une économie considérable.

Voici l'indication sommaire du mobilier affecté aux malades : des brancards à cerceaux, des paillasses, des matelas, et un certain nombre d'objets de literie, une table-bureau; des chaises, un poêle, un appareil portatif pour l'administration des bains de vapeur, sudatorium (éolypile), des briques, des cruches de grès, des bassinoires, des éponges, une seringue, des brosses, etc. Chaque bureau doit avoir à sa disposition une petite somme pour faire face aux dépenses d'urgence; cette caisse est tenue par le secrétaire sous la surveillance journalière du président.

On ne peut y réunir assez de médicamens pour toutes

les exigences du service, des bons sur les pharmaciens de la ville pourvoiront à leur insuffisance. Les commissions ont été presque toujours dispensées de régler les prix ; partout les pharmaciens, faisant abnégation de toute considération d'intérêt personnel, se sont bornés à réclamer leurs déboursés. Une conduite aussi généreuse est digne des plus grands éloges.

Les bons de médicamens sont remis aux malades ou à domicile par les médecins attachés à chacun des bureaux de secours. Ils sont retirés, l'épidémie passée, par la commission qui les a fournis. On avait étendu à trop de personnes, à Marseille, l'autorisation de les délivrer ; médecins, membres de la commission, chirurgiens de service, élèves en médecine, pharmaciens, tout le monde en donnait, et ce n'était pas toujours chez des malades, ou chez des malades pauvres qu'ils étaient placés. Par quel moyen réprimer ce gaspillage ? La commission y parviendra en n'accordant qu'aux médecins le droit de signer les bons. Elle les invitera à tenir note chaque jour, sur un carnet affecté à cet usage, de ceux qu'ils auront délivrés, et pourra, de cette manière, s'assurer facilement de la bonne administration des secours.

Des servans salariés, en nombre suffisant, sont attachés au bureau pour fournir aux médecins les objets nécessaires, exécuter les ordres de la commission, et transporter les malades sur des brancards aux ambulances, quand ils en ont été requis.

Pendant la première invasion du choléra à Marseille, les élèves et pharmaciens des bureaux recevaient, chacun une indemnité de table de soixante francs par mois, et prenaient leurs repas chez eux. De cet usage résultaient des absences fréquentes et prolongées, et quelquefois la désertion complète des employés, malgré toutes les précautions que l'on prenait pour l'éviter. Pour prévenir un si grave inconvénient et dans l'intérêt des malades, le président de la commission lyonnaise demanda que les élèves prissent leurs repas dans le bureau même, et qu'un lit leur y fût donné. Cette mesure eut d'utiles effets ; jamais les secours ne manquèrent aux pauvres.

L'une des premières conséquences de l'épidémie, c'est une profonde misère dans beaucoup de familles sans travail. Donner des conseils et des médicamens aux malades ce n'est pas assez, il faut encore nourrir ceux qui se portent bien ; du pain n'est pas moins nécessaire à ces indigens que les secours de l'art. Tous les médecins des bureaux, à Marseille, étaient porteurs de bons de pain et de viande qu'ils distribuaient aux indigens, quand ils le jugeaient convenable.

La bonne organisation des bureaux de secours comporte plusieurs dispositions de détail, qui doivent être l'objet d'un règlement spécial rédigé pour chaque ville infectée, par la commission centrale de salubrité.

III.

Les bureaux de santé fournissent des médecins à tous les malades qui en réclament, et les premiers moyens de soulagement aux nécessiteux. Il sont, dans chaque arrondissement, le foyer central d'où partent les secours publics à toutes les heures du jour et de la nuit, mais leur mission finit là, et le service spécial des cholériques doit être fait ailleurs.

Il est des malades qui sont vus à domicile par les médecins ; le plus grand nombre sont transportés dans les ambulances et dans les hôpitaux. Tous ceux que les médecins traitent à domicile doivent être inscrits sur le livre-journal du bureau, compte-courant du service médical ouvert pour chaque malade qui y a son article spécial.

Le service des hôpitaux a des règles particulières dont cet essai n'a point à s'occuper; ces établissemens affectent toujours quelques-unes de leurs salles aux cholériques pendant les épidémies, mais ils ne sauraient pourvoir à tous les besoins. Tel est le nombre des malades, que l'administration des secours publics doit organiser ces hôpitaux spéciaux qu'on nomme ambulances. A Marseille, grand nombre de cholériques avaient une répugnance invincible pour l'Hôtel-Dieu, ils aimaient mieux mourir sans secours que de s'y laisser transporter. Les commissions sanitaires ne se raidirent point contre le préjugé ; le mal était si prompt et si grave qu'il eût été dangereux de temporiser, dans le vain espoir de changer l'opinion du malade. Lorsque le choléra frappe une grande ville, le moral des populations n'est pas moins affecté que le physique et ne réclame pas de moindres soins. On ne peut se passer des ambulances.

Ces hôpitaux supplémentaires doivent être placés dans un lieu isolé, s'il se peut, bien aéré, bien pourvu d'eau, et d'un abord commode, conditions qu'il n'est pas toujours facile de réunir. On affecta à cet usage, à Marseille, des maisons particulières qu'on blanchissait à la chaux, et dont les divers étages étaient transformés en salles de malades. Les bâtimens publics conviennent beaucoup mieux pour cette destination ; la plupart ont de larges escaliers, de vastes salles, et sont éclairés par des fenêtres qui y laissent pénétrer de grandes masses d'air et de lumière. Lyon n'a rien à désirer sous ce rapport : les édifices que l'administration a préparés pour ce service, dans la prévision du choléra, sont des ambulances modèles ; il n'existe rien ailleurs de mieux ou d'aussi bien peut-être. Cent malades seraient reçus dans quatre salles à la Halle-au-Blé, hôpital improvisé dont une ville de second ordre se ferait honneur ; l'ambulance du Collége en admettrait soixante, l'hôpital de la Charité deux cent cinquante ; l'Hôtel-Dieu soixante, et au besoin, un bien plus grand nombre ; l'autorité s'est assurée pour la même destination de la maison Tiaffait, au-dessus de la rue du Commerce, et du vaste grenier à sel. Des lits, en nombre proportionné aux besoins présumés, ont été faits sous sa direction par des ouvriers intelligens ; enfin, elle s'est pourvue de paillasses et de tous les objets de literie nécessaires ; le choléra, s'il devait nous visiter, ne surprendrait pas Lyon au dépourvu.

Le personnel d'une ambulance se compose d'un ou de plusieurs médecins, suivant l'importance du service, d'élèves internes, d'étudians en médecine, d'un pharmacien, d'élèves en pharmacie, d'un infirmier-chef chargé de la tenue du registre pour le régime alimentaire, d'infirmiers et d'infirmières en nombre déterminé par celui des malades.

Lorsque le président de la commission de Lyon fit sa première visite aux ambulances de Marseille que l'administration avait confiées à ses soins, il remarqua une grande confusion dans les salles. Les malades étaient couchés les uns auprès des autres sans distinction de sexe ; auprès d'un vieillard se trouvait une jeune fille, ici un agonisant, là un convalescent, une femme à côté d'un jeune homme. Telle était la grandeur du péril pour toutes les têtes que ni malades, ni membres de la commission ne voyaient le moindre inconvénient dans un désordre qui blessait toutes les lois de la décence publique. Des hommes commis à la garde des femmes malades leur donnaient des soins qu'aucune ne refusait, quelle qu'en fût la nature. Cet oubli momentané des sentimens de pudeur a été remarqué dans la plupart des grandes épidémies, surtout pendant les pestes de Florence et de Milan. Il est facile de l'expliquer, comment s'en étonner quand la mort pour tous est si proche ! Le président de la commission de Lyon fit placer les femmes et les hommes dans des salles séparées ; les femmes eurent des servans de leur sexe, et une ambulance spéciale fut affectée aux convalescens.

La marche du choléra est si rapide, surtout pendant la saison de progression des épidémies, que deux visites du médecin dans les ambulances, à heure fixe, sont absolument nécessaires. Un médecin adjoint doit y être en service permanent pour porter immédiatement secours aux malades qu'on y conduit frappés du choléra foudroyant.

On disposera dans l'ambulance une salle isolée pour les autopsies cadavériques ; l'administration a intérêt de mettre à la disposition des médecins tout ce qui peut les aider dans leurs investigations.

IV.

Le service des infirmières et des médecins demande une attention particulière.

Des gardes-malades ne se sont pas trouvés en nombre suffisant, dans plusieurs villes que le choléra de l'Inde ravageait; on ne pouvait trouver des infirmiers à quelque prix que ce fût, tant la désertion avait été considérable! Mais ce service, pendant une épidémie, ne saurait être toujours payé avec de l'or; la volonté de le remplir avec exactitude et dévouement doit être inspirée par un sentiment plus noble, la foi religieuse ou l'amour de l'humanité.

Une autre considération morale se présente; au temps où le choléra couvre de deuil nos grandes cités, la classe aisée doit aux classes pauvres l'exemple du courage. C'est au petit nombre, c'est aux privilégiés de la fortune à se dévouer pour le plus grand nombre; l'épidémie présente aux riches une occasion éclatante de prouver qu'ils ont mérité de l'être. Un indigent malade que soulage de ses mains l'un des heureux du monde, est bien plus reconnaissant de ces soins qu'il ne le serait de la plus généreuse offrande.

Lorsqu'une épidémie le décime, le peuple devient défiant, injuste, crédule, il croit aux empoisonnemens, à une contagion imaginaire. Mais ces préjugés, les conservera-t-il s'il trouve des jeunes gens opulens en service au lit des malades? Redoutera-t-il autant le danger, quand il le verra froidement affronté par des hommes qui sont habitués à toutes les commodités de la vie ? Affirmera-t-il que la maladie est contagieuse, lorsque des mains qu'aucun travail n'a jamais endurcies panseront les pauvres malades devant lui ?

Honneur à ces jeunes hommes de Marseille qui se sont organisés en comité permanent pour servir d'infirmiers aux pauvres ouvriers, honneur à tant de dévouement et de noblesse ! la reconnaissance du pays ne les oubliera point. Forts d'un grand courage, ils regardaient le choléra comme un ennemi impuissant contre celui qui ne le craint point, et le terrible fléau les a respectés (I).

Leur exemple trouverait à Lyon beaucoup d'imitateurs, car Lyon est la terre natale du dévouement et de tous les genres de courage. Lequel de ses enfans hésiterait à marcher au devant de l'étranger qui aurait osé envahir le sol français ? le choléra, c'est aussi l'étranger. Si les moyens de le repousser nous manquent, il est du moins en notre pouvoir de modérer ses ravages et de soulager ses victimes. Ses coups portent surtout sur le peuple, dévouons-nous donc pour le peuple ; l'abandonner quand il ne saurait fuir, c'est manquer à l'un de

(1) Pour que ce dévouement porte entièrement ses fruits, il ne faut point qu'il fasse oublier à ceux qui en donnent l'exemple la nature de leurs fonctions nouvelles. Si les jeunes gens, ainsi devenus infirmiers se prévalaient de ces soins gratuits pour repousser l'assistance des médecins, et diriger les malades suivant leurs idées particulières, de tels services seraient bien plus dangereux qu'utiles. L'obéissance passive aux ordonnances des hommes de l'art est le premier de leurs devoirs. Modestie, persévérance et docilité sont des qualités que doit présenter tout infirmier à titre gratuit ; sans elles, des servans salariés seraient infiniment préférables.

nos premiers devoirs (1). Et qu'on ne parle pas de danger, il n'est point de vertu·sans sacrifices, point de gloire sans grands travaux ou sans périls; point de dévouement, s'il n'a exposé à aucune chance fâcheuse! Le mérite d'une bonne action est tout entier dans ce qu'elle a coûté.

C'est pendant une épidémie de choléra que la dignité du caractère de médecin se révèle dans tout son éclat. En effet, ce qui est beau chez les autres citoyens n'est pour nous qu'une action ordinaire, dont aucun de nous ne peut songer à se prévaloir. Notre dévouement, à nous médecins, est de tous les momens, de tous les jours, et il passe inaperçu, car il est l'une des conditions de l'exercice de notre profession. Sans relâche aux prises avec l'ennemi commun, nous l'attaquons sous toutes ses formes; sentinelles vigilantes commises à la garde de la société, nous recevons son premier choc, et lorsqu'il nous frappe de mort, nous tombons auprès du lit de nos malades, ignorés comme le soldat qu'une balle perce au cœur sur le champ de bataille. Mais alors nous· avons fait notre devoir comme il a rempli le sien, et la dernière heure est douce à qui peut dire : Je meurs·à mon poste et avec honneur (2).

Le service des médecins, pendant une invasion du

(1) Plus de quinze cents noms de personnes pieuses sont inscrits à Lyon, sur les listes de l'archevêché. On parle de jeunes gens, appartenant pour la plupart à nos premières familles, qui ont pris entre eux l'engagement d'honneur de se dévouer au·service des pauvres malades, si le choléra venait nous visiter; leur organisation en comité de secours, exercerait sur notre population d'ouvriers une influence morale bien salutaire.

(2) Onze médecins et pharmaciens sont morts du choléra pendant l'épidémie du choléra à Toulon et à Marseille.

choléra, est permanent ; tous se doivent à l'intérêt public, tous sont tenus de mettre une partie de leur temps à la disposition des malades pauvres. Chacun d'eux appartient de droit au bureau de secours de son arrondissement, pour quelques heures de garde ; c'est d'ailleurs au président de la commission qu'il appartient de régler les détails du service et de répartir entre les docteurs en médecine dont les noms sont inscrits sur le tableau, soit le service de nuit, soit la visite journalière et répétée deux fois par jour des cholériques compris dans la circonscription de son bureau. Il n'y a d'exemption pour personne ; ceux-là sont employés dans les ambulances, ceux-ci dans les hôpitaux, d'autres, en plus nombre, voient les malades à domicile ; bien partagé, le fardeau du service devient léger.

A Marseille, les citoyens qui possédaient des cabriolets les avaient mis à la disposition des médecins, qu'ils conduisaient souvent eux-mêmes partout où les bienfaits de l'art étaient réclamés. Il y avait tant de malades que les forces physiques de l'homme le plus heureusement constitué n'auraient pu suffire aux fatigues du service ; un cabriolet stationnait en permanence à la porte de chaque bureau de secours, par l'ordre de l'administration municipale.

Tous les secours médicaux émanent de la commission centrale de salubrité ; elle est le centre et le lien des bureaux, et l'administration se repose entièrement sur elle de la surveillance de la santé publique ; aussi doit-elle se constituer en permanence dans la personne de quelques-uns de ses membres, et avoir des réunions générales très-fréquentes. Qu'elle laisse aux sociétés de médecine, et pour les temps ordinaires, les discussions théoriques sur le mode de propagation ou sur la nature de l'épidémie, qu'elle ne dépense pas un temps précieux en oiseuses causeries; sa vie est dans l'action, et son service est tout entier en applications pratiques.

Il est des villes dans lesquelles le nombre des médecins s'est trouvé insuffisant pour les nombreux besoins du service. Si ce cas se présentait, l'administration qui a grand intérêt à le constater le plus tôt possible, s'adresserait par le télégraphe, comme l'a fait Marseille aux villes principales des départemens les plus voisins, et bientôt grand nombre de docteurs et d'élèves viendraient lui engager leur temps.

Le gouvernement a envoyé plusieurs médecins dans le midi; M. Larrey, par son ordre, a visité Marseille, Avignon et d'autres villes encore. Ces missions de médecins isolés sont médiocrement utiles ; en effet, si le délégué du ministre n'est pas chargé d'un service personnel auprès des malades, s'il se borne à une inspection des secours publics, à quoi bon sa présence ? il n'a autorité ni sur les bureaux, ni sur les médecins; on ne le consulte sur rien, et son intervention ne répond à aucun besoin. Rarement même peut-il réunir les élémens d'un rapport utile ; en effet, il ne voit l'épidémie qu'un instant et n'est pas toujours en position de la bien voir.

Ce n'est point avec de l'or que les soins donnés par les médecins aux malades pauvres pendant une épidémie peuvent être récompensés; un désintéressement absolu, dans ces tristes circonstances, est pour nous un devoir. Le choléra est un ennemi public ; les services, quand il s'agit de lui, sont assez payés par l'honneur de les avoir rendus.

V.

L'un des premiers résultats de l'invasion des épidémies c'est une maladie morale chez les populations ;
c'est, parmi les masses, la propagation rapide des préjugés et des pratiques les plus funestes ; c'est l'explosion
soudaine d'une terreur panique, bien plus désastreuse,
sous le rapport de ses conséquences, que ne saurait l'ê-
tre l'épidémie elle-même.

Des moyens moraux sont le remède de ces aberra-
tions de la raison publique; il faut comprendre dans cet
ordre de secours les communications de l'autorité avec
le public dans les journaux ou par des affiches, et la
distribution, à grand nombre, des avis et des enseigne-
mens rédigés par les commissions centrales de salubrité.

On ne saurait apporter trop de soins à former l'intelligence du peuple, à combattre ses erreurs, à l'éclairer
sur ce qu'il doit faire pour résister au fléau avec le plus
de chances de succès. Il comprend vite en France, et
une parole pleine de sens fait promptement impression
sur lui.

Quel serait le sort des ouvriers en soie si l'approche
du choléra faisait fuir la plupart des fabricans de Lyon,
et les privait tout-à-coup des cent vingt mille francs de
façon que chaque jour verse dans leurs ateliers ? Ils seraient donc abandonnés aux ravages de l'épidémie, et
aux conséquences obligées de l'interruption soudaine du
travail : la misère et la faim ? Un industriel que la
frayeur a chassé de ses foyers, ne perd qu'une partie de

ses bénéfices , il peut attendre , mais l'ouvrier , il faut
qu'il demeure ; il ne peut pas fuir , lui , car l'argent lui
manque , et son atelier , c'est tout ce qu'il possède. Aucune loi , on le sait , ne commande le patriotisme et le
courage ; aucun article du Code n'impose sans doute aux
négocians l'obligation de ne point déserter leurs magasins à l'approche du choléra , et celle d'assurer aux classes laborieuses le plus sûr des préservatifs auxquels elles
puissent recourir , la continuation du travail ; aucune or-
donnance royale ne prescrit aux chefs de commerce ,
comme une nécessité , le devoir de contribuer de leur
bourse et de leur personne au soulagement des maux
dont l'épidémie peut accabler les ouvriers , mais les
droits des travailleurs en sont-ils moins sacrés , et ce
que la législation n'a pu demander aux riches , la morale et l'amour de l'humanité ne l'ordonnent-ils pas ? Ces
ouvriers ne doivent-ils pas être considérés par l'industriel comme des associés moins bien traités que lui par
la fortune , comme des amis malheureux ?

Il est une influence dont le concours peut aider beaucoup l'action de l'autorité pendant l'invasion d'une épidémie de choléra , c'est celle du clergé ; cachée , mais
cependant réelle dans les villes , elle a dans les campagnes une grande puissance. Un prêtre éclairé peut faire
beaucoup de bien , souvent nul mieux que lui ne peut
combattre les préjugés populaires , calmer l'irritation
des travailleurs et répandre de saines idées parmi les
masses. Les étudians que le président de la commission
de Lyon avait envoyés dans la banlieue de Marseille
trouvèrent, on l'a vu , beaucoup de préventions contre
eux parmi les hommes pour lesquels ils se dévouaient ,
et plusieurs faillirent être victimes de mauvais traite-

mens. Deux de ces jeunes gens avaient pris domicile dans la cure de Bonneveine, et ceux-là seuls reçurent un bon accueil. « S'ils étaient venus pour nous empoisonner, disaient les gens du village, ils ne logeraient pas chez notre capelan. »

L'émigration des habitans d'une grande ville bouleverse tous les intérêts matériels, devient la cause immédiate de pertes incalculables et ne garantit pas toujours du choléra. Combien de fuyards viennent mourir au loin des germes de l'épidémie qu'ils avaient emportés avec eux? Combien d'autres rencontrent l'ennemi dans l'asile où ils se croyaient bien en sûreté? Rien n'expose au choléra comme la peur, et la peur n'abandonne pas celui qui déserte ses foyers, elle s'attache à lui comme à une proie. On a remarqué à Marseille, à Toulon, à Londres, dans toutes les villes où l'épidémie asiatique a sévi avec violence, qu'un moyen, sinon infaillible, du moins à peu près certain d'échapper au fléau, c'était de ne le pas craindre et de n'y point penser.

Il est, dans les campagnes, des communes qui, pour éviter les atteintes du choléra, ont mis hors la loi une commune infectée en s'interdisant toute communication avec elle ; d'autres ont fait plus, elles ont interdit l'entrée de leur territoire aux fuyards. Le soin de les éclairer sur les inconvéniens et sur l'immoralité de cette conduite est un devoir pour l'autorité. Que diraient les habitans de ces cantons si, frappés à leur tour par le choléra, ils se voyaient refuser un asile et tout secours par les cantons voisins? Rien n'est plus maladroit que l'égoïsme.

VI.

S'il existait des moyens pour détourner le choléra d'une ville qu'il menace, l'administration aurait de grands devoirs à remplir.

Lorsqu'il commença son voyage en Europe, les gouvernemens crurent d'abord qu'en isolant complètement les populations ils les préserveraient de ses atteintes. Des cordons sanitaires s'élevèrent autour des provinces, d'autres défendirent les approches des villes, une prohibition irréfléchie frappa les provenances des pays infectés, et une pénalité rigoureuse menaça ceux qui oseraient enfreindre les nouvelles lois sanitaires. Ces précautions n'eurent aucun succès. Ce fut en vain qu'on les redoubla, le choléra éclata dans les villes les mieux gardées, et y sévit avec autant de violence qu'ailleurs. On remarqua même qu'il perdait de son intensité lorsque la liberté des communications était rétablie. S'il est une vérité démontrée, c'est l'inutilité des cordons sanitaires établis pour arrêter la marche du choléra asiatique. Instruits par l'expérience, les états du nord les ont supprimés ; on n'en verrait plus en Suisse, en Pologne, en Prusse et en Autriche, si l'épidémie envahissait de nouveau ces contrées ; l'expérience a prononcé. Ce système n'est en crédit, aujourd'hui, qu'auprès de quelques gouvernemens arriérés du Midi, en Piémont, à Rome, à Naples, à Modène, en Espagne. Ses avantages sont nuls, ses inconvéniens immenses ; en effet, il interrompt brusquement toutes les relations d'état à état, suspend les relations commerciales et ruine l'industrie. Les quarantaines et les lazarets ne sont pas moins inutiles; le choléra ne se propage point par contagion; l'on peut être pris de la maladie quand on est placé dans la sphère d'action de l'atmosphère infectée, mais elle ne se gagne nullement par le contact. Rien encore n'est mieux prouvé que cette vérité.

Ce n'est pas au moment où le choléra fait explosion dans une ville qu'il convient d'organiser les secours publics, c'est pendant l'imminence de l'épidémie, et lorsque son arrivée n'est encore qu'une éventualité. Si des probabilités même légères la font redouter, l'administration doit aussitôt se mettre en mesure de lui résister pour ne pas être prise au dépourvu. Nous possédons, en matière de salubrité, d'excellens règlemens de police, il ne s'agit que de les faire exécuter. Lyon a mis le bon état hygiénique de ses rues et de ses maisons, sous la surveillance de notables commissaires, chargés, conjointement avec les agens municipaux, de tous les détails de la police de salubrité. La propreté d'une ville est la première des conditions sanitaires, l'administration doit donc faire recrépir et blanchir les maisons qui ont besoin de l'être au dehors et dans l'intérieur, faire nettoyer les égoûts ou en établir de nouveaux, veiller à l'écoulement des eaux pluviales ainsi qu'à l'enlèvement des boues, et ordonner la destruction immédiate de tous les foyers d'insalubrité qui lui sont signalés (I).

Il lui importe beaucoup de soumettre les alimens et les boissons à une grande surveillance, et d'interdire l'entrée des fruits verts ou avariés, et celle des viandes provenant d'animaux malades ou trop jeunes. Elle pos-

(1) Le détail des moyens les plus convenables pour se garantir du choléra se trouve dans les avis officiels publiés par les commissions centrales de salubrité.

sède sur ce point important de très-bonnes ordonnances de police dont son devoir lui prescrit d'assurer l'exécution.

Citoyens et fonctionnaires rivalisent de dévouement lorsque l'invasion du choléra est à craindre, mais si la maladie épidémique tarde à se montrer, et surtout si elle change de direction et s'éloigne, le zèle s'attiédit, le service de salubrité se relâche et se désorganise, et tout rentre bientôt dans l'ornière accoutumée. La qualité la plus rare en matière de police sanitaire c'est la persévérance.

Lorsque le choléra cesse enfin ses ravages, de nouvelles mesures appellent la sollicitude de l'autorité. Après une bataille il faut compter ses morts et relever ses blessés ; il faut après une épidémie mesurer l'étendue du désastre, et prendre soin des pauvres et des orphelins qu'elle a faits. Aussi pressés pour rentrer dans leurs foyers qu'ils l'ont été pour les déserter ; les émigrans arrivent en foule, et par leur imprudence exposent la population au retour de l'epidémie ; une recrudescence accompagne presque toujours la rentrée en masse des fuyards. M. Consolat, maire de Marseille, invita par une affiche ceux qui avaient fui la ville, à prolonger leur séjour à la campagne, et à ne revenir que par petits détachemens ; cette mesure était fort prudente (1).

(1) On a demandé combien de jours étaient nécessaires à une personne, qui vient de quitter une ville infectée du choléra, pour ne plus conserver de germe de l'influence cholérique. Si sa santé est bonne, elle n'a rien à redouter dès les premières vingt-quatre heures qui suivent son départ ; mais si elle emporte une cholérine, ou, ce qui est bien pire, la terreur du mal, quatre jours, huit jours écoulés bien loin du foyer de l'infection, ne garantissent pas d'une attaque de choléra asiatique ; il y en a eu des exemples. La peur excessive de la maladie est un demi-choléra.

Une épidémie de choléra coûte fort cher ; elle a rendu nécessaire un appel à la charité publique, et à la sollicitude du gouvernement. Chaque bureau de secours a reçu les offrandes des citoyens dans sa circonscription, et s'est chargé d'opérer les recouvremens chez les retardataires, qui sont d'ordinaires les plus nombreux. Le produit des souscriptions a été versé entre les mains du maire ou chez un trésorier général qui en a fourni récépissé. Dès que le choléra a disparu, chaque commission dresse ses comptes, fournit le mémoire de ses dépenses; elle est remboursée soit par le maire, soit par le receveur général. La presse périodique fait connaître le budget des dépenses et des recettes, dont le contrôle, sous le rapport de la comptabilité, appartient au préfet et au maire (I).

Ces magistrats ont à pourvoir, sur les sommes encaissées ou à recevoir, aux besoins pressans des orphelins, des ouvriers sans travail, des enfans en nourrice remis à la charge des bureaux sanitaires, ainsi qu'à ceux des bureaux de bienfaisance, que les fatales conséquences de l'épidémie accablent de dépenses et de soins.

L'histoire complète de l'organisation des secours publics pendant l'imminence du choléra, soit en France soit chez les diverses nations de l'Europe, demanderait des développemens qui sont étrangers à l'objet et à la nature de cet essai ; j'ai dû me borner à indiquer les points saillans. Il est d'ailleurs impossible, en matière pareille, de tout prévoir et de tout dire ; le zèle éclairé du préfet et des magistrats municipaux s'inspirera des circonstances, et en saura toujours davantage sur l'or-

(1) On trouvera ci-après comme modèle à imiter, le compte-rendu des dépenses et des recettes faites, à Marseille, à l'occasion de la première invasion du choléra.

ganisation des secours publics, que le livre le plus exact ne pourrait lui en apprendre.

Ces secours ont été préparés à Lyon, par M. Rivet, préfet du Rhône, par M. Martin, maire de la ville, et par l'administration municipale, avec un esprit de prévision et une intelligence dont les résultats dépassent de beaucoup tout ce qui a été fait de mieux en ce genre ; ils seront sans doute inutiles, nous n'aurons pas l'épidémie. Épargnée une première fois et lorsqu'elle était précisément sur le passage du fléau, comment notre ville en serait-elle atteinte aujourd'hui que le choléra poursuit en avant et dans une autre direction son terrible voyage ? Il y a quelque chose dans nos conditions topographiques qui l'éloigne de nous ; si cette opinion ne repose pas sur des preuves d'une certitude absolue, elle est du moins une grande probabilité admise par la science, et justifiée déjà par un précédent de bon augure.

PIÈCES JUSTIFICATIVES.

Liste

DES MEMBRES DE LA COMMISSION LYONNAISE,

PARTIE DE LYON LE 27 JUILLET 1835,

ET ENTRÉE EN FONCTION A MARSEILLE LE 29.

Docteurs en Médecine.

MM. MONFALCON (Jean-Baptiste), *médecin de l'Hôtel-Dieu et des prisons, président de la commission;*
COLRAT (Adolphe), *chef des travaux anatomiques de l'École secondaire de Médecine;*
LEVRAT (Élisée).

Etudians.

MM. AILLAUD (Honoré), *élève interne à l'Hôtel-Dieu de Lyon;*
BREZARD (Antoine);
CHANTELOT (Victor);
COLRAT (Louis), *ex-chirurgien interne à l'Hôtel-Dieu de Lyon;*
DENIS (Antoine);
FEUILLANT (Auguste);
GELAS (   );
GIRARDON (Claude);

MM. Granvoinet (Antoine) ;
    Lassaigne (Charles) ;
    Lièvre (Paul) ;
    Mabboux (Eugéne) ;
    Marguerith (Isidore) ;
    Monet (Francisque) ;
    Revol (Jean-Baptiste) ;

Pharmaciens et Élèves.

MM. Girard (Auguste) ;
    Arnaud (Félix) ;
    Guillon (François) ;

    Deux jours après le départ de la commission des vingt-un, trois médecins de Lyon, MM. Boyron, Fraisse et Ramadier (1) se rendirent à Marseille ; leur service auprès des cholériques commença le premier août.

(1) La ville de Marseille avait demandé six docteurs en médecine, douze étudians et quatre pharmaciens ou élèves en pharmacie.

Le Maire de Marseille à Monsieur le Président de la Commission lyonnaise.

Marseille, le 29 juillet 1835.

Monsieur,

J'ai l'honneur de vous informer que je viens d'arrêter, ainsi qu'il suit, le nombre de Médecins et d'Elèves en médecine ou en pharmacie à attacher aux diverses ambulances établies dans l'intérieur de la ville :

Ambulance du Cours, rue Mont-de-Piété, n° 2.	Un médecin. Six élèves en médecine. Deux élèves en pharmacie.
Rue Grignan, n° 77.	Un médecin. Quatre élèves en médecine. Deux élèves en pharmacie.
Rue Châteauredon, n° 24,	deux élèves en médecine.
Rue Bouterie, n° 2.	Un médecin. Deux élèves en médecine.

Veuillez, Monsieur, faire vous-même la désignation de ceux d'entre vous qui doivent être répartis entre ces diverses commissions, et les présenter le plus tôt possible aux Présidens pour leur offrir vos services.

J'ai l'honneur d'être, avec une considération très-distinguée,

Monsieur,

Votre très-humble et très-obéissant serviteur.

Le Maire de Marseille,

Max. CONSOLAT.

RÉPARTITION DU SERVICE

ENTRE LES VINGT-UN MEMBRES DE LA COMMISSION LYONNAISE.

M. Monfalcon, *président*, deux ambulances, la direction des secours, l'inspection des bureaux.

Bureau du Cours, rue du Mont-de-Piété, n° 2. *Président*, M. H. Rey.

Chef de service, M. le docteur Colrat; *élèves*, MM. Aillaud, Colrat (Louis), Marguerith, Feuillant, Guillon.

Bureau, rue de Grignan, n° 7. *Président*, M. Richard. (1)

Médecin, M. Levrat; *élèves*, MM. Mabboux, Grandvoinet, Gelas, Denis.

Bureau, rue Bouterie, n° 2.

Élèves, MM. Monet, Lièvre.

Bureau, rue Chateauredon, n° 24.

Élèves, MM. Brezard, Chantelot.

Ambulance, boulevart Ducommier.

Médecin, M. Monfalcon; *élève*, M. Girardon; *pharmacien* M. Girard.

Ambulance, rue Turenne.

Médecin, M. Monfalcon; *élève*, M. Lassaigne; *pharmacien*, M. Arnaud.

La mission d'Arles, et l'envoi d'élèves dans la banlieue, devinrent l'occasion de plusieurs mutations.

---

(1) M. le docteur Raumadier fut attaché quelques jours après à ce bureau; ses collègues, MM. Boyron et Fraisse, reçurent l'invitation de faire une partie du service du bureau des Grands-Carmes.

Le Président de la Commission lyonnaise à Monsieur le Maire de Marseille.

Marseille, 8 août 1835.

Monsieur le Maire ,

Les deux médecins et les six élèves que j'avais dirigés sur Arles , d'après les pressantes instances de M. le secrétaire-général de la Préfecture , sont de retour depuis hier , et attendent vos ordres ; veuillez en disposer suivant les besoins. Heureusement le choléra s'était peu répandu dans Arles ; le mal que son apparition y avait produit , consistait surtout dans la terreur de la population. Après s'être assurés auprès des autorités de l'inutilité de leurs services , et avoir constaté que le nombre des cholériques n'égalait pas celui des médecins chargés de les soigner , MM. Levrat et Aillaud , ainsi que les six étudians , se sont hâtés de revenir à Marseille , et me prient de vous demander un emploi de leur temps et de leur bonne volonté.

Notre service vous est engagé pour une durée indéfinie , je ne prendrai congé qu'après avoir été prévenu par vous , qu'il a cessé de vous être nécessaire. C'est à vous de déterminer si notre nombre n'est pas disproportionné aujourd'hui avec les exigences de la situation. Hôtes de la ville de Marseille , nous ne voudrions pas abuser de son bienveillant accueil , et il est de notre devoir de la prévenir que le nombre de nos malades a beaucoup diminué. Au reste , Monsieur le Maire , vous seul êtes compétent pour prononcer sur la question de la prolongation de notre séjour ; aucun de nous ne quittera son poste qu'il n'en ait reçu l'ordre de vous, et jusqu'à ce moment la colonie entière restera sous votre main.

Permettez-moi de vous remercier du présent, que vous avez bien voulu nous faire de l'ouvrage de MM. Franc et Méry ; ce recueil de documens statistiques sur la première invasion du choléra dans votre ville , vous est dédié , c'était justice. Votre admirable conduite sera désormais la règle ou la censure de tous les Maires : c'est avec ce courage et cette haute intelligence qu'un magistrat , l'élu du peuple , doit comprendre ses devoirs. Mon opinion est celle de tous vos concitoyens ; témoin de votre beau dévouement , il n'est pas un Français qui ne partage l'estime profondément sentie avec laquelle j'ai l'honneur d'être ,

Monsieur le Maire,

Votre très-humble et très-obéissant serviteur.

MONFALCON.

Le Maire de Marseille à Monsieur le Président de la Commission de Lyon.

Marseille , le 8 août 1833.

Monsieur ,

Je vous remercie de l'empressement que vous avez mis à m'informer du retour de MM. les médecins et élèves que vous aviez dirigés sur Arles.

Je consulterai ce soir MM. les Présidens des commissions sanitaires , afin de connaître positivement leurs besoins , et je m'empresserai de vous faire savoir quels sont les bureaux sur lesquels il conviendrait de diriger MM. les médecins et élèves qui arrivent d'Arles , afin d'utiliser leur zèle et leur dévouement.

Agréez , je vous prie, Monsieur, l'assurance de ma considération très-distinguée ,

Le Maire de Marseille , officier de la Légion-d'Honneur,

MAX. CONSOLAT.

Le Maire de Marseille à Monsieur le Président de la Commission lyonnaise.

Marseille, le 8 août 1835.

Monsieur,

Ainsi que j'ai eu l'honneur de vous le dire dans ma lettre de ce jour, j'ai consulté MM. les Présidens des commissions sanitaires, pour connaître les besoins qu'ils pouvaient avoir de médecins et d'élèves en médecine.

Ces Messieurs pensent que dans la situation actuelle, le nombre de médecins attachés aux commissions sanitaires et aux ambulances de l'intérieur de la ville est suffisant ; mais il n'en n'est pas de même pour les commissions de la banlieue : le besoin de médecins et d'élèves s'y fait vivement sentir, et je viens vous prier de vouloir bien utiliser le zèle de MM. les médecins et élèves qui sont de retour d'Arles, en les affectant au service médical de la banlieue.

Une commission centrale a été organisée pour diriger les secours sur la campagne. Cette commission se réunit à la rue Haxo, n° 12, sous la présidence de M. Rougemont, conseiller municipal.

Veuillez, je vous prie, Monsieur, inviter MM. les médecins qui sont de retour d'Arles, à se présenter demain matin, à huit heures, à M. Rougemont, à l'effet de recevoir une destination.

Agréez, je vous prie, Monsieur, la nouvelle assurance de ma considération très-distinguée, et de ma vive gratitude pour le dévouement dont vous faites preuve.

Le Maire de Marseille, officier de la Légion-d'Honneur,

Max. CONSOLAT.

Le Maire de Marseille à Messieurs Colrat, Levrat et Monfalcon, docteurs en médecine.

Marseille, le 12 août 1835.

Messieurs,

Instruit du zèle et du dévouement que vous avez déployés pendant l'épidémie qui a désolé Marseille, je vous prie d'agréer mes remercîmens et ceux des habitans de la ville dont je suis l'interprète.

Nous n'oublierons ni le courage, ni le talent dont vous avez fait preuve dans les périlleuses circonstances où nous nous sommes trouvés.

Veuillez recevoir, Messieurs, avec le témoignage de notre vive gratitude, l'assurance de ma considération très-distinguée.

Le Maire de Marseille, officier de la Légion-d'Honneur,

Max. CONSOLAT.

Le Maire de la ville de Marseille à Messieurs Aillaud, Brezard ; Chantelot, Colrat (Louis),
Denis, Feuillant, Gelas, Girardon, Grandvoinet, Lassaigne, Lièvre, Mabboux, Marguerith,
Monet, Revol, Girard, Arnaud et Guillon.

Marseille, le 12 août 1835.

Messieurs,

M. le Président de la commission sanitaire, dont vous avez fait
partie pendant l'épidémie qui a désolé Marseille, m'ayant signalé
le zèle et le dévouement dont vous avez fait preuve, en donnant
vos soins aux malheureux cholériques, je m'empresse de vous
adresser, avant votre départ, tant en mon nom personnel qu'en
celui des habitans de cette ville, les remercîmens que mérite votre
honorable conduite.

Recevez, je vous prie, Messieurs, avec ce témoignage de ma
vive gratitude, l'assurance de ma considération distinguée.

Le Maire de Marseille, officier de la Légion-d'Honneur,

MAX. CONSOLAT.

Le Préfet du département des Bouches-du-Rhône
à M. Monfalcon, président de la Commission
Lyonnaise.

Marseille, le 13 août 1835.

Monsieur,

Puisque M. le Maire de Marseille a jugé que la situation de la
ville lui permettait de se passer de vos secours, je m'empresse de
vous donner le congé définitif que vous sollicitez ; j'y joins mes
remercîmens personnels, pour les services que vous et vos généreux compatriotes qui vous ont accompagné, vous avez rendus
dans ces circonstances pénibles ; puissiez-vous trouver dans le
souvenir de ce que vous avez fait, autant de satisfaction qu'il
laissera de reconnaissance à la population secourue par vous.

Je joins à ma lettre une autre lettre pour mon collègue, M. le
Préfet du Rhône ; elle ne contient qu'une nouvelle expression des
sentimens dont je suis pénétré.

Recevez, Monsieur, l'assurance de ma considération distinguée.

Le Conseiller-d'État, Préfet ;

THOMAS.

Le Préfet des Bouches-du-Rhône à Monsieur Rivet,
Préfet du département du Rhône.

Marseille, le 13 août 1835.

Monsieur et cher Collègue,

Au moment où finit la mission de MM. les docteurs et élèves en
médecine, que vous aviez envoyés à notre aide, je les prie de
vous porter la nouvelle expression de mes remercîmens.

Ces remercîmens, aujourd'hui, sont un témoignage de la vive
satisfaction dont je suis pénétré pour la conduite de vos généreux
compatriotes.

Marseille tout entière, qui les a vus si zélés, si actifs, si infati-
gables, conservera de leur venue un profond et reconnaissant
souvenir.

De pareils dévouemens sont la consolation des temps de calamité,
ils établissent par la réciprocité des services et de la reconnaissance,
des liens nouveaux et sacrés entre les populations.

Agréez, Monsieur et cher Collègue, l'assurance de ma haute
considération.

Le Conseiller-d'État, Préfet,

THOMAS.

Le Président du bureau du Mont-de-Piété à Messieurs Colrat, Levrat et Monfalcon, docteurs en médecine.

Marseille, le 13 août 1835.

Messieurs,

Le Conseil municipal votera au nom de la ville, des remercîmens
à MM. les médecins de Lyon, qui dans le moment de la triste épidémie qui dépeuplait Marseille, sont venus nous secourir de leurs
talens et de leur dévouement; votre apparition au milieu de nous,
au fort du danger, a ranimé le courage de nos médecins, dont le
zèle commençait à céder aux trops longues fatigues; vos travaux ont
commencé à l'instant même de votre arrivée, par ce moyen la
promptitude des soins, chose si essentielle et même si décisive, a
pu être continuée aux malades, que le moindre retard eût exposé
à des conséquences très-graves.

Témoin, Messieurs, des services que vous avez rendus au bureau que j'ai l'honneur de présider, soit par vos visites en ville, soit à l'ambulance, il m'est impossible d'attendre la manifestation officielle ; permettez-moi donc, Messieurs, de céder au besoin que j'éprouve de vous témoigner toute la reconnaissance dont me pénètre votre généreuse conduite. Soyez convaincus que mes concitoyens n'oublieront jamais ce que vous avez fait pour Marseille, dans cette circonstance ; vos noms inscrits dans nos cœurs seront toujours prononcés avec vénération.

Agréez, l'assurance des sentimens de considération avec lesquels j'ai l'honneur d'être, Messieurs, votre très-humble et très-obéissant serviteur,

HYPP. REY, *Président.*

Le choléra s'est enfin éloigné de Marseille ; l'état civil n'a enregistré qu'un seul décès de cholériques dans la journée du 18 septembre ; on ne publie plus de bulletins.

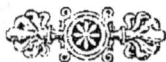

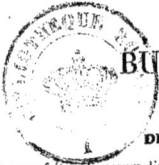

BUDGET DU CHOLÉRA A MARSEILLE,

PENDANT LA PREMIÈRE INVASION.

DÉPENSES.

Dépenses faites et secours distribués par MM. les Présidens des commissions.	F. 45,274	29
Traitemens des infirmiers et infirmières.	10,100	
Indemnités de table et autres accordées aux élèves en médecine.	18,000	
Indemnités à divers employés pour travail extraordinaire.	5,221	59
Montant des fournitures faites par la mairie. , ...	40,210	
Dépenses d'assainissement : { Nettoiement des rues. . .	17,790	
.Travaux exécutés pour assainir.	67,002	84
† Montant des menues dépenses.	4,550	
‡ Impressions diverses relatives au choléra.	8,450	
9 Travaux exécutés par ateliers de charité.	90,220	
0 Loyers des locaux sanitaires, avec literie.	9,780	
1 Montant de distributions de pain et viande.	47,000	
2 Établissement de bains à vapeur faits à l'hospice. . . .	4,563	80
3 Indemnité accordée au Grand-Théâtre.	12,000	
4 Dépenses imprévues applicables à tous les articles. . .	30,000	
	410,062	52
RESTE LIBRE.	152,238	68
	562,301	28

RECETTES.

Sommes reçues en { Fonds votés par la ville.	F. 200,000	
Offrandes des habitans.	112,301	20
Don fait par la chambre de commerce.	100,000	
TOTAL des sommes encaissées. . . .	412,301	20
Sommes à recevoir : { Don fait par le Roi : .	25,000	
Don fait par le Gouvernement.	100,000	150,000
Don fait par la Santé. .	25,000	
	562,301	20

NOTA. Dans les dépenses se trouve comprise une somme de 30,000 fr. portée en prévision pour les besoins nouveaux créés par la deuxième invasion de l'épidémie.

La commission proposait de donner à la somme de 152,238 fr. 68 c., qui restait libre, la destination comme ci-contre.

Telles étaient les conclusions de mon rapport, dont le conseil a cru, en l'état des circonstances, devoir ajourner la discussion.

FRANÇOIS PARANQUE , *Rapporteur.*

F.	37,380	Pour frais d'entretien, nourriture, lits et autres dépenses pour 32 orphelins remis à l'œuvre de l'Etoile jusqu'à l'âge de 13 ans.
	62,000	Frais d'entretien , nourriture et autres dépenses pour 62 orphelines de père ou mère remises à l'œuvre nouvelle de la Providence, à partir du sevrage jusqu'à l'âge de 20 ans.
	16,000	Frais d'entretien, nourriture et autres dépenses pour 16 orphelines de père et mère qui seraient remises à l'œuvre de l'association des Jeunes-Orphelines.
	20,000	A l'œuvre de la Maternité, pour les enfans en nourrice qui sont aujourd'hui aux soins des bureaux sanitaires.
		Au bureau de Bienfaisance, pour soulagement des familles malheureuses par suite du choléra.
	5,000	A la Société de Bienfaisance pour le même objet ci-dessus.
	150,380	
	1,858 68	qui seraient demeurés en *boni.*
	152,238 68	

TABLEAU COMPARATIF
DES DIFFÉRENTES ESPÈCES DE CHOLÉRA-MORBUS.

1° CHOLÉRA ASIATIQUE.

(Épidémie de Marseille en 1835.)

PHÉNOMÈNES PRÉCURSEURS.

e l'atmosphère dit cholérique, et caractérisé par la fré-
dos diarrhées, de la dysenterie, des fièvres intermittentes
gastro-entérite, cholérine; diarrhée avec un sentiment por-
'anéantissement et de malaise; des borborygmes, des nau-
hoquets, une douleur à l'épigastre, etc.

SIGNES POSITIFS OU CARACTÉRISTIQUES.

1re PÉRIODE.

mpes aux mollets, et quelquefois aux bras, très-doulou-
2° vomissemens et déjections alvines fréquentes d'une sé-
ne citrin, où se trouve une grande quantité de grumeaux
es, offrant l'aspect de grains de riz crevés par l'ébullition;
du tissu cellulaire des orbites, et dépression profonde du
l'œil en arrière; yeux cernés, aspect terne et pulvérulent
nde, nez froid, langue glacée, bouffissure et lividité des
daverisation du visage, voix cholérique, c'est-à-dire sourde,
comme si les paroles étaient soufflées; 4° chute du pouls,
artérielle; 5° teinte bleuâtre de la peau, cyanose; 6° re-
sent de la peau, et spécialement des pieds et des mains;
ssion de l'urine; 8° diminution du sérum du sang moins
ue dans l'état normal, diminution des substances salines
ient, et particulièrement de son carbonate alcalin, aug-
de son albumine.

2° PÉRIODE. — *Reaction.*

ort des forces, de la chaleur et des mouvemens organiques
our à l'extérieur.
thologiques consécutifs à la réaction. — Congestion céré-
itations thorachiques, formes diverses de la gastro-enté-
es typhoïdes, éruptions variées.

ULTATS DONNÉS PAR L'AUTOPSIE CADAVÉRIQUE.

xpliquent nullement les symptômes de la maladie et la
u de constant dans le système nerveux, en général très-
acuité des artères et des cavités gauches du cœur. — En-
t par le sang du système veineux cérébral, des veines
s arcades veineuses du mésentère et des cavités droites du
e sang est épais, noir luisant, poisseux; il file entre les
s'y colle : cet état parait constant. — Vacuité de la vessie.
e poisseuse sur la séreuse des intestins. — Dans l'estomac
s intestins, dépôt plus ou moins abondant de la matière
— Traces plus ou moins évidentes d'une irritation gastro-
e (elles manquent souvent). — Rien de particulier et de
dans les autres viscères.

MODE DE PROPAGATION ET NATURE.

léra-morbus épidémique actuellement existant en Europe,
quement la maladie de l'Inde, celle qui est partie de Jes-
817, marchant de l'est à l'ouest. On ignore les lois de sa
n, et les conditions de son invasion. Il se propage
des miasmes ou par un virus contagieux; dans les innom-
escriptions qu'on en a données, on ne trouve pas un seul
ntagion. Sa nature intime, comme état pathologique, est
; ce n'est pas une gastro-entérite. Il s'est montré presque
ndépendant des influences locales.

GRAVITÉ, MORTALITÉ.

léra asiatique est une maladie infiniment dangereuse; peu
ies sont aussi meurtrières. Quelque considérables qu'ils
, ses ravages, en Europe, sont cependant infiniment au-des-
e qu'on les voit être dans l'Inde. Pendant la saison de
on du choléra asiatique, presque tous les malades meu-

MOYENS DE S'EN PRÉSERVER.

rdons sanitaires, les lazarets, et toutes les mesures dont
st d'isoler et de sequestrer les pays infectés par le choléra
sont complètement inutiles pour empêcher la propagation
émie, et ont eu plus d'une fois des résultats funestes. Des
s de vie régulière, et l'application bien entendue des lois
ène publique, sont les meilleurs préservatifs. Rien n'expose
ux atteintes du choléra que la peur d'en être saisi : ne le
ire, ou n'y pas penser, c'est éloigner de soi presque toutes
ces d'en être frappé.

TRAITEMENT CURATIF.

nt la saison d'ascendance du choléra asiatique, toutes les
s du traitement échouent; elles réussissent toutes dans une
ou presque égale pendant la décroissance. Il n'existe en-
une méthode de traitement rationnelle du choléra asiatique
t les moyens de le guérir sont encore à trouver.
œopathie a été aussi radicalement impuissante que les au-
cédés thérapeutiques.

2° CHOLÉRA SPORADIQUE ou INDIGÈNE.

(Diarrhée cholérique, trousse-galant.)

PHÉNOMÈNES PRÉCURSEURS.

Céphalalgie plus ou moins aiguë, éructations, nausées, bouche amère, malaise extrême, douleur à l'épigastre, frisson général. L'invasion est quelquefois soudaine.

SIGNES POSITIFS OU CARACTÉRISTIQUES.

Vomissemens répétés d'un liquide ordinairement limpide et de matières verdâtres, grisâtres ou porracées; noirâtres, semblables à la lie de vin, mêlées à des alimens à demi digérés; souvent ce sont des liquides bilieux, inodores, et rendus avec peu de douleur et d'efforts; tranchées, vives douleurs du bas-ventre, tuméfaction de l'abdomen, déjections alvines de même nature que les matières vomies; plus tard brunes, noirâtres, érugineuses, très-fétides, et presque continuelles. — Cardialgie insupportable, extrême anxiété. — Pouls petit, serré, accéléré, presque imperceptible, irrégulier, disparaissant sous la pression du doigt. — Soif ardente, langue rouge, allongée sur ses bords et à sa pointe; sèche, fendillée dans sa partie moyenne. — Urines troubles, peu abondantes, souvent semblables à ce qu'elles sont dans l'état normal. — Respiration suspirieuse, courte, difficile; hoquets. — Visage grippé, exprimant l'abattement et de vives angoisses. — Contracture ou raideur tétanique des membres, mouvemens spasmodiques, crampes douloureuses; carphologie, puis convulsions violentes causées par l'extrême violence des douleurs abdominales, et flexion du corps en avant. — Décomposition profonde des traits, pâleur extrême du visage qui est baigné d'une sueur froide; dépression des yeux, délire, coma, et mort en général très-prompte. Le choléra endémique dans l'Inde est beaucoup plus aigu que celui d'Europe.

RÉSULTATS DONNÉS PAR L'AUTOPSIE CADAVÉRIQUE.

On ne trouve, assez souvent, aucune lésion dans les tissus, quand la marche de la maladie a été fort rapide. Hors ce cas, qui n'est pas le plus ordinaire, on rencontre tous les effets d'une inflammation violente de l'estomac et des intestins (rougeur, gonflement, teinte violacée, épaississement, ulcération de la membrane muqueuse gastro-intestinale; vive injection rouge de ce tissu et de l'œsophage). La vessie s'est montrée quelquefois phlogosée.

MODE DE PROPAGATION ET NATURE.

Le choléra-morbus est endémique dans plusieurs contrées où une grande chaleur succède quelquefois à une température humide et froide. Il est commun dans l'Inde, en Perse, à Batavia, et on le voit assez fréquemment en Espagne, en Italie, et dans le midi de la France.

Il ne se propage point par contagion : c'est une forme de la gastro-entérite, une phlegmasie gastro intestinale, mais d'une espèce particulière.

Ce choléra est presque généralement subordonné aux influences locales.

GRAVITÉ, MORTALITÉ.

La maladie est grave; elle donne quelquefois la mort en peu d'heures; en Europe, elle est toujours assez rare, et a, par conséquent, bien peu d'influence sur le chiffre de la mortalité générale.

MOYENS DE S'EN PRÉSERVER.

Le choléra sporadique étant presque toujours subordonné à des causes locales, et dépendant d'ordinaire d'une mauvaise alimentation, d'écarts de régime, d'abus des fruits, de l'usage de viandes ou de poissons salés et fumés, de la chair de porc avariée, des œufs de certains poissons, il est facile d'indiquer les moyens de s'en préserver.

TRAITEMENT CURATIF.

Quoique cette maladie soit fort dangereuse, elle peut être guérie cependant, et la médecine possède, pour la combattre avec succès, plusieurs moyens dont aucun n'a autant d'efficacité que la méthode anti-phlogistique. Funestes, à-peu-près sans exception, dans les cas de choléra asiatique épidémique, les préparations opiacées, données à haute dose, réussissent fort souvent lorsqu'on les oppose au choléra indigène.

3° CHOLÉRA ÉPIDÉMIQUE DÉCRIT PAR SYDENHAM.

—

PHÉNOMÈNES PRÉCURSEURS.

Ils ne sont point indiqués par Sydenham.

SIGNES POSITIFS OU CARACTÉRISTIQUES.

« Malum ipsum facile cognoscitur, adsunt enim vomitus enormes, ac pravorum humorum cum maxima difficultate et angustia per alvum dejectio; ventris ac intestinorum dolor vehemens, inflatio et distentio; cardialgia, sitis, pulsus celer ac frequens, cum æstu et anxietate, non raro etiam parvus et inæqualis; insuper et nausea molestissima, sudor interdum diaphoreticus, crurum et brachiorum contractura, animi deliquium, partium extremarum frigiditas; cum aliis consimilis notæ symptomatis, quæ astantes magnopere perterrefaciant, atque etiam angusto viginti quatuor horarum spatio ægrum interimant. Est etiam et *cholera sicca* a spiritu flatuoso, suprà et infrà erumpente, idque sine vomitu vel secessu .... At verò diligenter est animavertendum, quod si non accesserit medicus, nisi post quam æger vomitu ac dejectionibus ad horas aliquam *multas* continuatis, puta 10. vel 12. fuerit exhaustus ut jam frigescant extrema membrorum. » (*Sydenham opera* 1749, 4° *Genevæ*, *tomus primus*, 107-108.)

RÉSULTATS DONNÉS PAR L'AUTOPSIE CADAVÉRIQUE.

Sydenham n'en parle point,

MODE DE PROPAGATION ET NATURE.

Sydenham a distingué avec soin le choléra épidémique d'Europe, du sporadique. Ce dernier peut se montrer en toutes saisons; l'autre, auquel l'illustre médecin anglais donne la qualification de légitime, revient chaque année (à Londres) aux premiers jours d'octobre : *suinc ac eadem prorsus fide, qua veris primordia hirundines, aut insequentis tempestatis fervorem cuculus, canere consuevit.* (*Sydenh. opera*, *Genevæ*, 1749. — 4° *tom. pr.* 106.) Ce fait a été dès-lors acquis à la science.

GRAVITÉ, MORTALITÉ.

La maladie était grave et dangereuse, elle régna à Londres, pendant le mois d'août de l'année 1669, et reparut pendant les trois années suivantes avec le caractère dysentérique; Sydenham obtint beaucoup de guérisons.

MOYENS DE S'EN PRÉSERVER.

Sydenham n'en parle pas.

TRAITEMENT CURATIF.

Sydenham facilitait les évacuations en donnant à ses malades des boissons et des lavemens émolliens, puis il prescrivait son laudanum liquide qui lui réussit beaucoup. Le laudanum m'a paru toujours inutile, et assez souvent dangereux dans le traitement du choléra-morbus asiatique de Marseille, tous les malades auxquels je l'ai vu donner ont succombé.

4° CHOLÉRA DÉCRIT PAR LES ANCIENS.

Le choléra indiqué dans les livres saints (*Ecclésiaste*) était évidemment le sporadique.

—

CHOLÉRA D'HIPPOCRATE.

« Quidam Atheuis cholera correptus, *tum vomebat*, *tum infra dejiciebat*, *et doloribus conflictabatur*, *ac neque vomitio neque alvi dejectio sisti poterat*, *vox que defecerat*, *nec lecto moveri poterat*, *oculi caligine obducti et cavi*, convulsiones detinebant, quæ ab intestinis profectæ ventriculum occupabant, et *singultus*. Quod ex alvo secedebat, vomitione longe copiosius erat. Hic epoto veratro cum lenticulæ succo, etiam insuper alterum lenticulæ succum pro viribus ebibit, ac tandem post vomitum ei ambo coacta sunt et suppressa, verum perfrigescebat. At calida admodum multa lotus est à pudendis deorsum, in tantum ut etiam superiora incalescerent et vixit. Postridie verò polentam sumpsit. » (*Hippoc. Coi de morb. vulg. lib.* V. *Sect.* VII, *Foës, fol. Francof.* 1624, *p.* 1144.)

Hippocrate dit ailleurs : « In cholera sicca venter inflatur, et strepitus inest, laterum ac lumborum et dolor, nihilque infra dejicit alvus, sed adstringitur. » (*de rat. vict. in morb. acut.* Sect. IV, Foës, fol. 404, 1624.) Ce choléra sec n'est vraisemblablement qu'une colique.

Les descriptions que Galien et ses commentateurs ont faites du choléra sporadique, n'ajoutent aucun trait nouveau à celle d'Hippocrate qui est restée un type; ces auteurs attribuaient la maladie dans la plupart des cas à l'intempérance, aucun n'en a parlé comme d'une affection épidémique ou même endémique. Ainsi le choléra asiatique épidémique est évidemment un mal d'origine moderne.

LE CHOLÉRA DÉCRIT PAR CELSE.

Primo æque tacienda mentio est choleræ : quia commune id stomachi, atque intestinorum vitium videri potest. Nam simul et dejectio, et vomitus est, præterque hæc inflatio est, intestina torquentur, bilis suprà, infràque erumpit : primùm aquæ similis, deindè ut in ea recens caro lota esse videatur, interdum alba, nonnunquam nigra, vel varia. Ergo eo nomine morbum hunc χολέραν Græci nominarunt : præter ea verò quæ suprà comprehensa sunt, sæpè etiam crura manusque contrahuntur, urget sitis, anima deficit : quibus concurrentibus, non mirum est, si subitò quis moritur. (*Corn. Celsi*, Liber quartus, caput xj, *Parisiis*, 1529, *in-fol.*, fol. 50.)

LE CHOLÉRA DÉCRIT PAR ARETÉE.

Cholera materiæ recursus est ex universo corpore in stomachum, et ventriculum, et intestina : malum acutissimum. Ea quidem, quæ in stomacho congesta fuerint, suprà per vomitum erumpunt; per inferiores autem vias, humores in ventriculo et intestinis collecti exeunt. Quæ primò evomuntur, aquosa sunt : stercora venter excernit liquida et odoris fœdi : nam affectus hic ex assiduâ cruditate nascitur; ubi ista eluuntur, pituitosa prodeunt, ac deindè biliosa. In initio hæc facilè ac sine dolore redduntur : postea verò, cum stomachi intentione, ac ventris torminibus.

Si morbus increscat, graviora fiunt tormina, defectus animæ, membrorum resolutio, anxietas, cibi fastidium : vel signis assumant, bilis saturatè flava cum multo sonitu ac nauseâ per vomitum erumpit : similes etiam dejectiones sunt, accedunt nervorum distensiones : crurum brachiorumque musculi contrahuntur : digiti incurvantur : vertigo fit, et singultus : frigus oboritur et extremæ præsertim partes algent, totumque corpus inhorrescit.

Si pernicies in propinquo est, sudoribus æger diffluit; atra bilis sursùm et deorsùm effunditur : urinæ parùm redditur, tum quia convulsionibus premitur vesica, tum quia haud multum urinæ colligat, propter humorum ad intestina derivationem; vox intercidit; pulsus exiguus, et creberrimus, qualis in syncope : vomendi conatus assidui, et inanes : dejiciendi, sicut in tenesmo, cupiditas, sicca tamen, neque humoris quicquam excernens. Mors doloribus plenissima ac miserrima, quæ convulsionibus, et strangulatione, et inani vomitu infertur.

Æstate hic affectus præcipuè nascitur, postea autumno, verè rariùs, atque hyeme rarissimè. Ex ætatibus, eidem opportuni sunt juvenes, quique ætate consistunt : senectus minimè; pueri maximè, sed extrà mortis periculum. *Aretæi Cappadocis*, *de causis et signis acutor*, *et diuturn. Morborum* : *ed. J. Wigan. Oxoniæ*, 1723, *in-fol.*, *fol.* 23-24.

RÉSUMÉ. Il résulte de ce tableau sur le diagnostic différentiel des maladies choléroïdes, que le choléra épidémique de l'Inde, maintenant en Europe, est un état pathologique spécial : des caractères positifs le distinguent essentiellement du choléra sporadique, et du choléra d'Europe, qu'on a vu quelquefois régner sous la forme d'une épidémie.

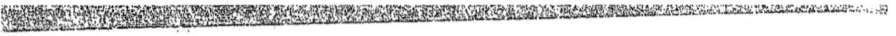

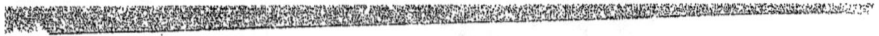